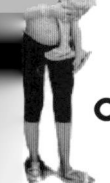

O que é o Museu das Memórias *(In)*Possíveis?

Maíra Brum Rieck
André Oliveira Costa
Ana Costa
Jaime Betts

São muitas as vidas que correm nas margens das cidades, nas margens da História. Muitas delas não deixam traços, na medida em que são vividas como rupturas radicais. São aquelas que foram exiladas nas ruas, destituídas da possibilidade de compartilhamento de um espaço comum, ou as que passaram por diferentes violências, as das guerras e também aquelas produzidas pelos que deveriam oferecer cuidados. Como construir uma memória para existências que desaparecem no apagamento de seus laços? Como dar lugar/registrar as marcas que essas vidas produziram?

O Museu das Memórias *(In)*Possíveis é um museu virtual que busca inscrever histórias e narrativas, acolhendo as produções de sujeitos cujos lugares discursivos estão fragilizados nos laços sociais. Essa inscrição se dará na forma de objetos produzidos. São os objetos que nos falam sobre esses sujeitos. A materialidade dos objetos varia conforme o que eles contam. Pode ser um anel, a insistência na dobra de papéis, um desenho, uma carta, uma música. Às vezes, esses objetos foram construídos por alguém; às vezes, eles são resquícios de existências, com o risco de serem apagados da História. Às vezes, o objeto tem valor de testemunho; às vezes, de corpo. Por vezes, são metáforas; por vezes, são carne. Cada objeto conta uma história. História, esta que ultrapassa a singularidade daqueles que os construíram. Eles se originam no particular, mas nos trazem notícias de quem somos, do que pensamos, do que inventamos como coletividade. Falam de tempos de desumanidade, nos quais os homens perderam sua condição. De histórias em que pessoas tratadas como "inferiores" são relegadas à condição de resto, correndo o risco de terem sua existência apagada e de serem apagadas da existência, em nome de um suposto bem maior. Por isso, os objetos do Museu são produzidos a partir de transferências que, ao nomearem os traços dos objetos, inscrevem um lugar para os sujeitos.

O Museu das Memórias *(In)*Possíveis traz histórias de violência e de violações de direitos humanos. Mas também traz histórias de construções e de resistências. Da dor à criação. Do apagamento ao testemunho.

O Museu é lápide daqueles que não a tiveram. O Museu dá lugar aos testemunhos de vozes que não foram ouvidas. O Museu busca criar tempos e espaços para que o sujeito possa ali surgir a partir do registro de seus traços.

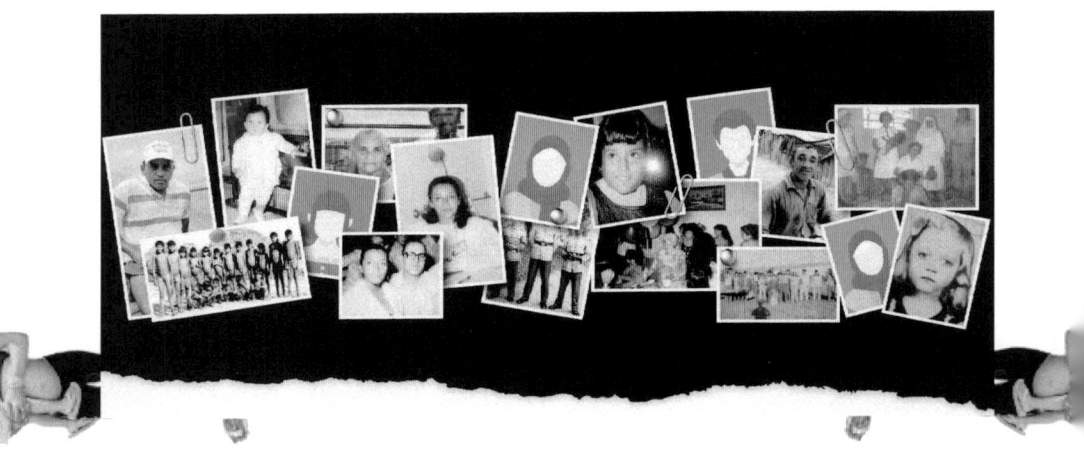

Zine Clínicas de Borda

COLEÇÃO:
1. PsiMaré (Rio de Janeiro/RJ)
2. MOVE: Movimentos Migratórios e Psicologia (Curitiba/PR)
3. ClínicAberta de Psicanálise de Santos (Santos/SP)
4. Falatrans (Juiz de Fora, UFJF/MG)
5. Ocupação Psicanalítica (Belo Horizonte/MG; Rio de Janeir/RJ; Vitória/ES; Santo Antônio de Jesus/BA)
6. Estação Psicanálise (Campinas/SP)
7. Coletivo Margem Psicanálise (Fortaleza/CE)
8. Intervenção Psicanalítica Clínico - Política às demandas da População LGBT (Rio de Janeiro/RJ)
9. Rede Sur (São Paulo/ SP)
10. Roda de escuta/grupos flutuantes LGBTQI+ (Aracajú/SE)
11. Clínica Periférica de Psicanálise (São Paulo/SP)
12. Clínica do Cuidado (Altamira/PA; São Paulo/SP)
13. Coletivo Psicanálise e Política e Cotidiano Refugiado (Rio de Janeiro/RJ)
14. Projeto Gradiva (Porto Alegre/RS)
15. Museu das Memórias (In)Possíveis (Porto Alegre/RS)
16. Psicanálise na Rua (Cuiabá/MT)
17. Coletivo Testemunho e Ação/SIG (Porto Alegre/RS)
18. Margens Clínicas (São Paulo/SP)
19. Psicanálise na Praça Roosevelt (São Paulo/SP)
20. Psicanálise no Jacarezinho (Rio de Janeiro/RJ)
21. Mutabis (São Paulo/SP)
22. Clínica Aberta Casa do Povo (São Paulo/SP)

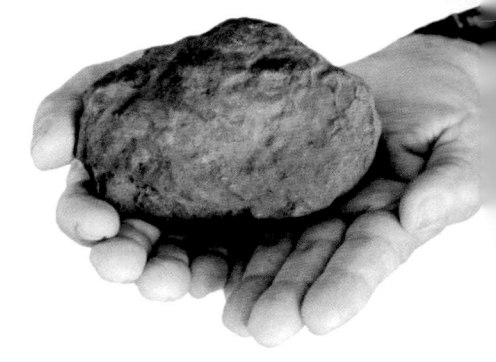

https://museu.appoa.org.br/site/

Como o Museu das Memórias (In)Possíveis funciona?

Os objetos do Museu são criados em dois tempos:

1- Primeiro encontramos um objeto que contenha em si um valor narrativo. Pode ser qualquer um: uma árvore, uma boneca, um anel, uma fotografia de família. Todos temos esses objetos que dizem quem somos e que guardamos em casa como relíquias. Eles contam nossas histórias e dizem de onde viemos. São como extensões de nossos corpos. Carregam em si um traço que nos representa. Mas não são quaisquer desses objetos que poderão fazer parte do Museu. Há uma segunda etapa para que esses objetos tão valiosos entrem no nosso acervo.

2 - Esse objeto particular deve contar histórias de pessoas que sofreram rupturas de sua relação com o laço social ou que estejam ocupando um lugar de exclusão social. A história de uma guerra, de uma ditadura, de uma violência de Estado. Se o objeto contar histórias de pessoas que se tornaram invisíveis aos olhos de todos, poderá fazer parte do acervo do Museu. Por exemplo, se um brinquedo infantil tiver vindo de um refugiado de guerra, de um morador de rua que foi assassinado ou de alguém que foi removido de sua casa, esse objeto não conta apenas a história de seu dono, a história particular e privada de uma família, mas traz algo do coletivo e da cultura. Violações de direitos, violências sofridas, rompimentos dos laços sociais, desigualdades sobre as quais as sociedades se constituem, humanos que são considerados menos humanos do que os demais. Os objetos do Museu das Memórias (In)Possíveis partem de um particular, mas mostram que as violências sofridas são responsabilidade de todos.

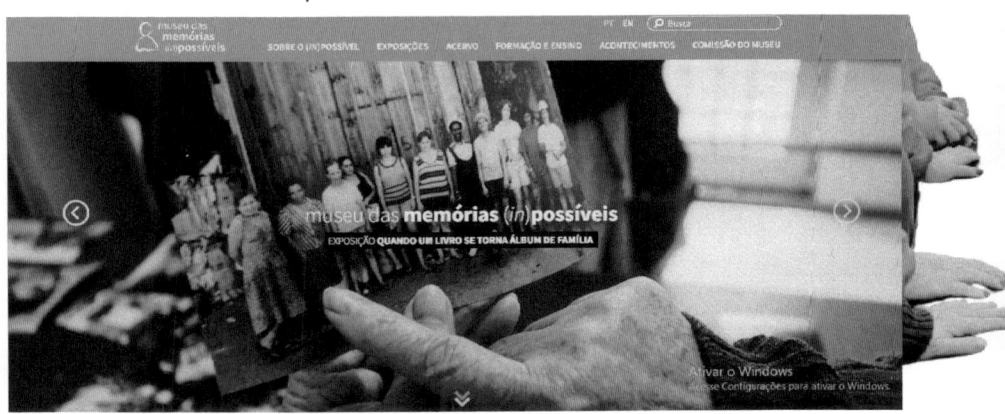

Uma breve história do Museu

Maíra Brum Rieck

Há 8 anos visitei o Museu Nacional da História da Imigração, em Paris. Na exposição que havia naquele dia – não lembro mais se era permanente ou não –, havia uma colcha exposta. Era uma colcha dessas que, no Brasil, vemos sendo vendidas por ambulantes no verão, nas praias do país inteiro. Uma colcha fininha, tropical. A colcha em si não tinha nada demais, era a história agregada a ela que lhe conferia valor. A história da colcha contava a história de um homem africano que, devido a uma guerra em seu país, teve que migrar para a França. Sua mãe, preocupada com o filho e com o frio que ouvira falar que fazia no país, buscou o artigo mais quente que conhecia para ele levar consigo – a colcha em questão. Tal colcha, que jamais serviria para barrar o frio intenso do país desconhecido – que bem poderia ser outro planeta –, conta a tragédia e o amor de uma família, mas também as guerras de um país ou continente. Vai do individual ao coletivo.

Um museu não é um lugar de passado, um lugar de morte, um lugar do que já foi. Um museu é um lugar que pretende transformar, fazer diferença, fazer marca. Até porque precisamos de muito passado para termos alguma possibilidade de futuro. Sabemos que quando desconhecemos o nosso passado, seja na esfera individual, seja na esfera pública, estamos fadados à repetição. O encontro com esse museu gerou em mim a vontade de fazer memória em meu próprio país – sempre tão desmemoriado.

O que parecia um sonho maluco, um delírio, encontrou fundamento primeiro no olhar de meu companheiro da vida, mas também colega de trabalho, André Oliveira Costa, que sempre apostou ser possível esse trabalho e me acompanhou e acompanha desde o encontro com a colcha até os dias de hoje nesse projeto. Mas esse Museu jamais teria nascido sem o encontro com uma instituição que desse a sustentação necessária para que um sonho-embrião pudesse ganhar vida e realmente fosse efetivado com a força e o tempo necessários para a sua constituição. Foi através do Instituto APPOA que o Museu passou a ser materialidade. Foram os colegas Jaime Betts e Ana Costa que deram um lugar dentro da instituição para seguirmos sonhando e desejando esse espaço de memória. Descobri com eles que os sonhos só se realizam quando são compartilhados com outros. Deixo aqui minha homenagem a eles.

Ao longo desses anos, muitos se juntaram e seguiram esse sonho, e esse projeto deixou de ser meu e se tornou de muitos. No dia 22 de maio, o sonho de 8 anos atrás se concretizou em um museu virtual, tão bem nomeado por Edson Sousa como Museu das Memórias (*In*)Possíveis.

O "in", com n, não é por acaso. A palavra "impossível" com m não dizia o suficiente para nomear o Museu. Tampouco o jogo entre impossível e possível. Foi necessário criar uma palavra nova que colocasse o inconsciente no nome do museu, que registrasse a ética da psicanálise nesse nome. Com uma troca de letra, Edson conseguiu abrir um furo no impossível. Encontrado o nome certo, o Museu foi batizado com a função de subversão e criação, lugares próprios da psicanálise e do próprio museu.

Sabemos que "memória" é um conceito que não se fecha em nenhuma área do conhecimento, ele transita entre as disciplinas e parece vir questionar todas elas. Dessa forma, se faz necessário o trânsito entre muitas áreas. O Museu hoje é composto por uma comissão muito plural. Psicanalistas, antropólogos, documentaristas fazem parte desse espaço de construção de memória. Mas a densidade necessária só ocorreu com a chegada da museóloga Priscila Chagas Oliveira contratada pelo instituto APPOA. Priscila nos escutou e nos traduziu. Com a sua capacidade única de escuta, transformou a nossa intuição em plano museológico, nos explicou o que fazíamos quase que às cegas. Graças a tantos, hoje podemos escutar e inscrever o que muito facilmente poderia cair no apagamento ou na indiferença. Podemos questionar as amarras do espaço público e imaginar futuros.

Texto originalmente publicado em:
https://appoa.org.br/correio/edicao/313/uma_breve_historia_do_museu/1

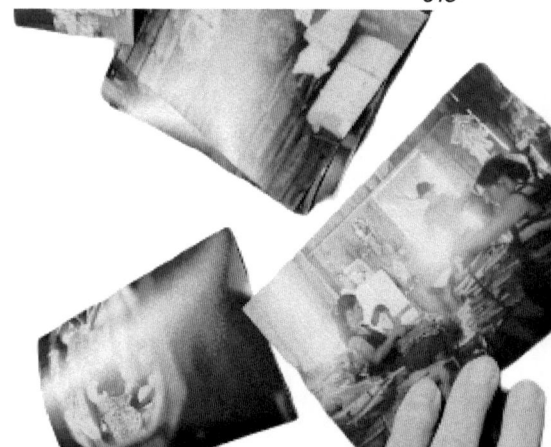

Fundamentos Teóricos e Clínicos

Maíra Brum Rieck e André Oliveira Costa

São muitos os sujeitos que habitam as margens do mundo e que, de uma forma singular, resistem a fazer parte do todo. Loucos, moradores de rua, pessoas que são removidas involuntariamente de suas casas, refugiados, os que sofreram em ditaduras e regimes totalitários, sobreviventes de guerra e de violências de Estado. São incontáveis os que não contam, incontáveis os que são matáveis no mundo. O Museu é um lugar feito para que se conte, nos dois sentidos que podemos destacar do verbo contar: contar como narrativa, na contação testemunhal de suas histórias; e contá-los um a um, indicando que a singularidade desses sujeitos inscrevem diferenças no todo. Contados para que não possam mais ser matáveis, não contáveis ou não contados; o Museu, portanto, serve para dar lugar ao testemunho dessas histórias singulares.

O Museu é organizado da mesma forma que os museus "reais", com galerias onde podem ser vistas as exposições dos artistas; a diferença é que esse é um museu virtual. Os objetos que são expostos por diferentes mídias virtuais (fotos, vídeos, áudios, etc.) são marcas de sujeitos cujos laços sociais fragilizados os situam à margem da sociedade, indicando certa resistência a constituir uma coletividade. Vamos trazer dois exemplos: um para explicar o que entendemos por objeto e o outro para mostrar a posição ética e clínica do Museu das Memórias (In)Possíveis.

Conceitualização do objeto

Quando visitamos o campo de extermínio de Auschwitz, encontramos expostos nas dependências dos prédios os milhares de objetos que restam dos assassinados do campo: sapatos, malas, óculos, talheres, fios de cabelos... as montanhas de objetos servem para contar do genocídio – e contam. O que esses objetos massificados não contam são os nomes e as histórias de cada um dos donos daqueles objetos e o que foi feito de cada um deles.

O Museu dedica uma coleção para dar lugar ao testemunho daqueles que sofreram – direta ou indiretamente – os efeitos da Segunda Guerra. Partimos desses objetos anônimos e massificados e chegamos aos objetos singulares. Vamos dos arranhões dos prisioneiros nas câmaras de gás – último vestígio de existência – até os objetos que contam histórias de pessoas que resistiram a ser apagadas da História.

Um anel de madeira, manufaturado em Auschwitz e transmitido por gerações, conta não somente a história de uma família; representa todas as outras que não tiveram uma materialidade que desse suporte à narrativa do horror.

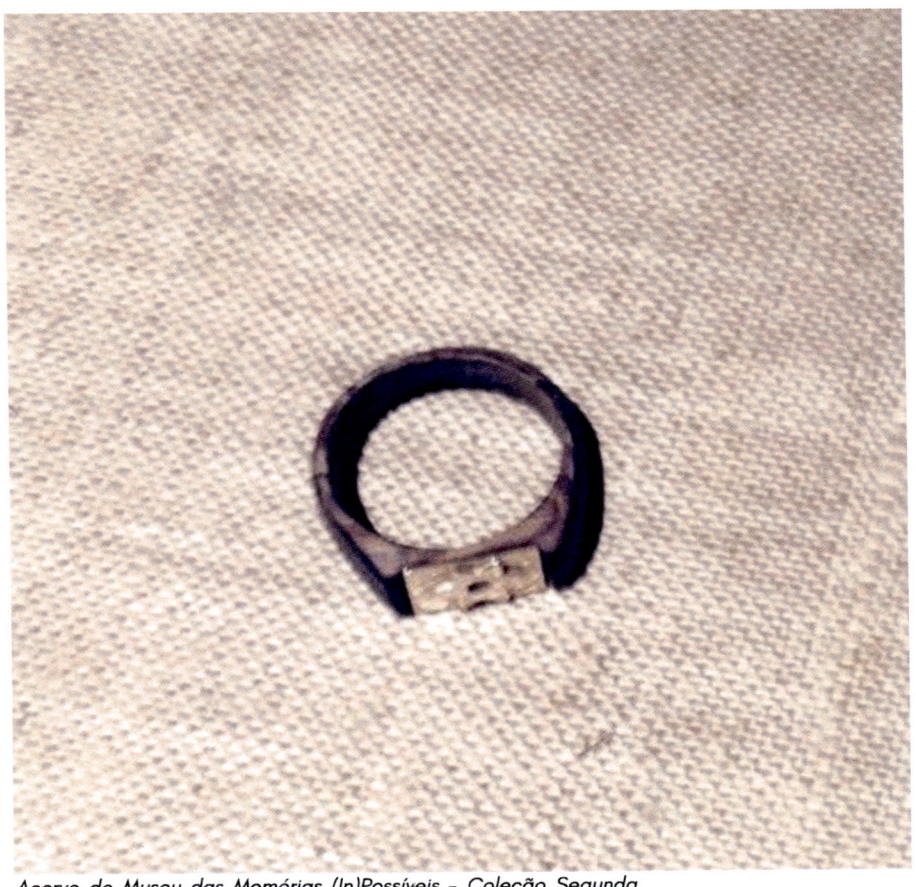

Acervo do Museu das Memórias (In)Possíveis – Coleção Segunda Guerra Mundial.
Foto: Diana Corso.

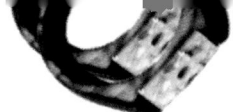

O anel de Diana

Diana não recebeu uma herança qualquer. Recebeu o anel que seu tio-avô fez enquanto estava preso em Auschwitz. O anel não era uma lembrança de sua vida pregressa – do tempo quando ainda era considerado um ser humano. Ödon fez o anel. Construiu, manufaturou, esculpiu. O verbo não dá conta do tamanho do fazer tal objeto. Como fez? Quando? Qual era o objetivo? Não sabemos. O que sabemos é que Ödon esculpiu um anel de madeira, provavelmente o material que encontrou disponível em Auschwitz.

Ödon e seu anel sobreviveram à desumanização em massa que os judeus, ciganos, muçulmanos e tantos outros sofreram nas mãos dos nazistas na Segunda Guerra Mundial. A desumanização era a regra, e ninguém tinha objetos pessoais. Não tinham sapatos, não tinham roupas próprias, não tinham nomes, não tinham alimento suficiente. Todos os objetos da vida pregressa, da vida humana, eram roubados pelos nazistas na chegada aos campos. Tudo e todos eram roubados. Não era suficiente roubar os objetos: a memória, a humanidade deveriam ser apagadas.

Muitos conseguiram esconder objetos-memória dos tempos pregressos de humanidade. Ödon construiu seu objeto. De alguma forma, esse objeto dizia de sua insistência em viver. Fazer viver não somente seu corpo, mas também esse algo mais, o que faz alguém humano. Ödon conseguiu fazer sobreviver o humano de si quando tudo apontava para a aniquilação. Seu irmão e seu sobrinho (avô e tio de Diana) chegaram ao campo de concentração com Ödon. Mas, ao contrário dele, não conseguiram sobreviver. O que restou foi o anel, relíquia familiar, mas também histórica. O anel é Ödon é seu irmão, é seu sobrinho e é todos os outros que os nazistas tentaram apagar da História. O anel conta não somente o que se passou no âmbito individual ou familiar, mas conta um dos momentos mais terríveis do século XX. Auschwitz não é apenas um campo de concentração. Auschwitz é um significante. Auschwitz é o genocídio, é a desumanização, é o fim da história, é a aniquilação de tudo o que é humano. Sem nome, sem sapatos, com roupas de "trabalho", com doenças, sem privacidade e com uma política de Estado onde o genocídio era um valor, como foi possível Ödon criar um anel? Como é possível o humano sobreviver a isso? Como é possível criar algo, seja lá o que for, nessas condições? Não sabemos de onde veio a sua força para fazê-lo, o que sabemos é que o fez e sobreviveu. E hoje temos o privilégio de poder contar com esse anel histórico que transformou uma vida, uma família e todos nós. Esse anel simboliza a vida do único da família que sobreviveu ao campo.

  O pai de Diana, por ser o filho mais velho, foi enviado ao Uruguai antes de a família ser presa. Sobreviveu. Não precisou passar pelo que sua família passou nos campos de concentração. Seu fardo foi ter que lembrar o inenarrável. Os avós de Diana não sabiam o que fazer com o irmão mais novo (sobrinho de Ödön). Era muito pequeno para viajar sozinho. Os pais ficaram com medo e não o enviaram com o seu irmão, pai de Diana. Não sabiam o que era pior: partir ou ficar. Sem saber, salvaram apenas um dos filhos, o outro morreu com o pai em Auschwitz. Como saber? Como acreditar no que iria acontecer? Como prever o imprevisível?

  O anel de Diana não é um anel. O anel de Diana é a história de todos os que se foram e dos que sobreviveram. O anel de Diana é a narrativa por excelência.

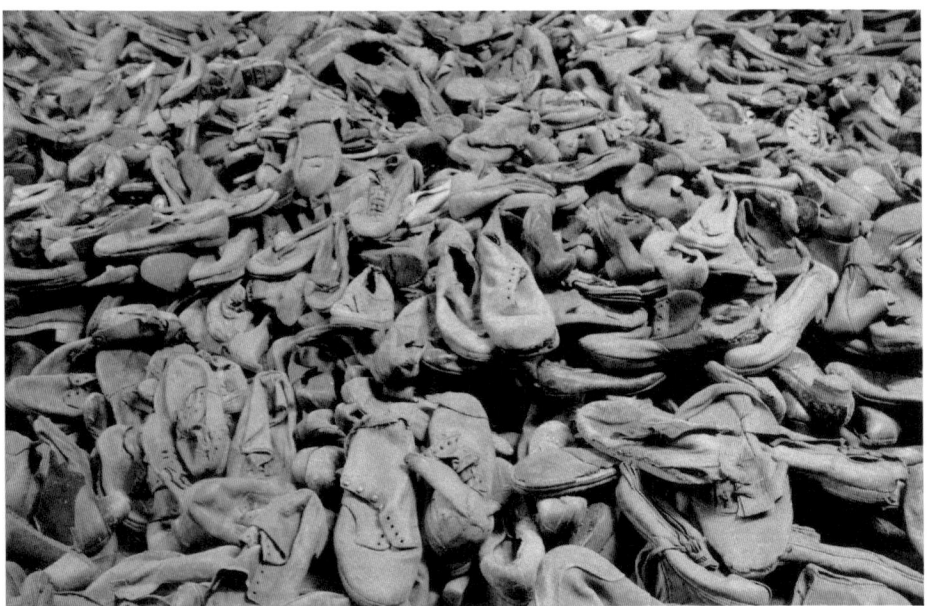

Foto de André Oliveira Costa

Ética e intervenção do Museu

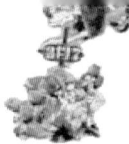

O Museu é o testemunho do testemunho; na medida em que se trata de um museu que se sustenta na ética da psicanálise, suas intervenções devem ser pensadas no âmbito da clínica e da transferência. Quer dizer, os efeitos clínicos do Museu decorrem da construção de inscrições na cultura para aqueles que estiveram ou estão alijados dos laços sociais.

Na Coleção Jornal Boca de Rua, trazemos as histórias dos integrantes deste projeto – um jornal feito por moradores de rua da cidade de Porto Alegre junto com a ONG Agência Livre para a Informação, Cidadania e Educação (ALICE). Esse espaço traz as marcas da existência dessas pessoas que – muitas vezes – parecem desaparecer nas fissuras da cidade. Isso ficou mais evidente em relação àqueles participantes que morreram cedo demais. Era muito dolorido para os familiares, amigos e participantes do jornal não ter um túmulo para visitar quando seus colegas morriam. Como sabemos, quando um pobre morre no Brasil, ele fica numa vala temporária, sem nome – apenas com um número como identificação – e, depois de um tempo, ele é levado para uma vala comum.

Maíra Jaqueline morreu com 16 anos; aos 14 anos, durante uma reunião da equipe do jornal Boca de Rua, pegou o gravador de uma das jornalistas, se escondeu em um cantinho e começou a falar para o gravador. Para quem ela se dirigia? Para quem ela deixava registrada sua dor e sua existência? Não podemos saber. O que sabemos é que se trata de um dos poucos vestígios de sua existência. Essa gravação, ao contar a história de Maíra Jaqueline, tornou-se um dos objetos do Museu. Pela fala que registrou, somos testemunhas de uma menina que tinha muito medo de morrer, de uma menina que precisava repetir seu nome e sua idade para eternizar uma história que desaparecia antes mesmo de se registrar. Conta de abusos, de assassinatos, da dor e do desamparo de viver na rua. Maíra Jaqueline morreu dois anos depois, morte prematura e sem sentido, que deixou para trás uma mãe que não consegue suportar sua perda.

Denise, a mãe de Maíra Jaqueline, enche os olhos de dor quando escuta o nome da filha. Fala de sua morte, de como se preocupava com a família e de como a filha tinha vontade de cuidar de todos, mesmo quando era ela, visivelmente, quem precisava de cuidados. Denise conta do enterro da filha. Momento traumático para a família que não conseguia sepultá-la por não terem encontrado sua carteira de identidade.

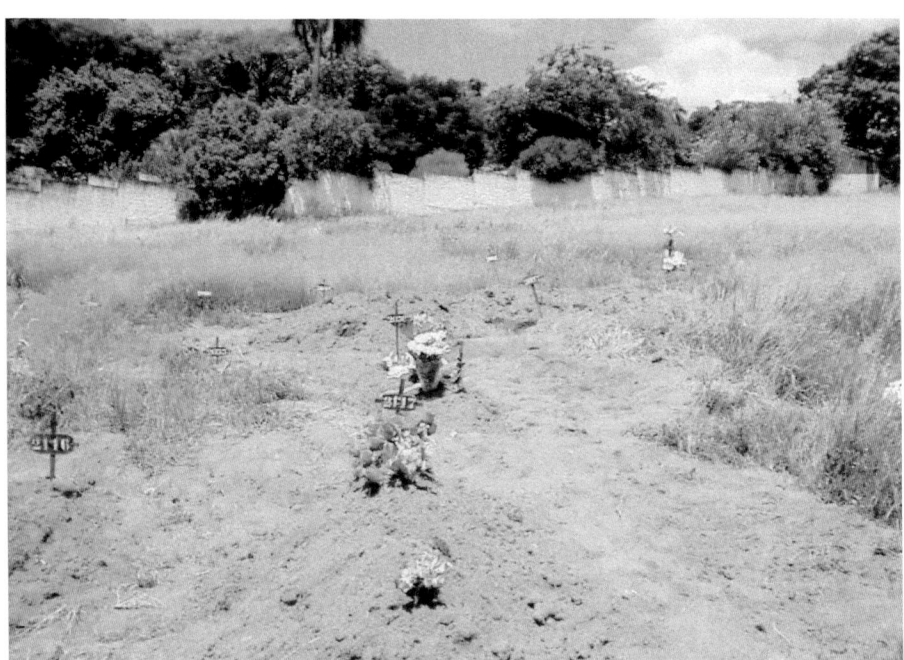

Acervo do Museu das Memórias (In)Possíveis – Coleção Boca de Rua. Foto: Clarinha Glock.

A filha de Denise vivia perdendo a identidade. Além da dor, da morte, Denise teve que suportar ver o corpo insepulto da filha inchando por dias até ficar irreconhecível. Viu o corpo da filha adolescente literalmente apodrecer. Conta que não suportava o cheiro. No final, foi enterrada enrolada num lençol. De tão inchada, não cabia mais nas roupas.

Não teve lápide. Ao invés do seu nome, colocaram um número. Sem dinheiro para pagar por um enterro, Denise sabia que o corpo da filha logo seria colocado em uma vala comum. Sem nome, sem registro.

O Museu proporcionou a inscrição de Maíra Jaqueline tal qual uma lápide, e sua gravação é o objeto, a materialidade que dá consistência à brevidade de sua vida: ela conseguiu deixar uma marca de sua existência, ali, com aquele gravador, e com ele conseguiu dizer de seu medo de ser apagada. O Museu – nesse caso – é o suporte para guardar o rastro de sua história; ao mesmo tempo, é o que dá testemunho para os vivos que a amaram e que não puderam sepultá-la no plano simbólico. Ao mesmo tempo, na voz de Maíra Jaqueline podemos ver a tragédia de tantos outros e também a nossa enquanto sociedade. Sem saber, seu relato singular universaliza e denuncia a questão de como nossa cultura pode suportar

E pode dar suporte a tamanha violência.

Sem nome, sem lápide, sem testamento ou testemunho, os que não contam são como que, em determinada medida, Antígonas contemporâneas. Como sabemos, a tragédia Antígona - de Sófocles - conta a história da filha de Édipo e de seus dois irmãos, Polinices e Etéocles que se matam - mutuamente - numa disputa sangrenta pela coroa do rei. O irmão que luta pelo rei Creonte terá todos os ritos fúnebres; o que luta contra Creonte ficará insepulto.

Antígona é aquela que não pode permitir que seu irmão Polinices caia nesse vazio do esquecimento, justificando que aquele que uma vez existiu não pode jamais ser apagado da história. Uma vez que alguém veio ao mundo, não pode ter seus rastros completamente destruídos, isso iria contra as leis dos deuses, as leis não escritas que são superiores ou suporte para as leis dos homens. Transgredir essa lei - para Antígona - é aniquilar as leis mais fundamentais sobre as quais ela própria se constituiu.

Antígona luta contra a lei injusta de Creonte, sepulta o irmão condenado e acaba tragicamente ocupando o lugar dele: Creonte a deixa para morrer, de forma que fica ela própria sem lápide. É o que Jacques Lacan, no Seminário VII: a ética da psicanálise, chama de segunda morte: a morte simbólica para além da primeira: a morte do corpo. No entanto, Antígona, com seu ato de enfrentamento de uma lei injusta, acaba denunciando Creonte e criando o que Lacan, no seminário: O sinthoma ([1975-1976] 2007), chama de père version, ou novas versões de pai. Uma subversão das leis (injustas) que não coloca aquele que subverte na posição de perverso, porque não se coloca acima da lei (a posição que Creonte ocupa), mas aquele que subverte a lei e paga o preço por isso, como Antígona paga com o seu sacrifício.

Seria de sacrifício que se trata quando os matáveis do mundo morrem? Qual a função que a invisibilidade, a morte, o desaparecimento, o apagamento dessas pessoas significa para o espaço público?

Os que ocupam as margens do mundo parecem construir eles próprios, com seus corpos, as margens do mundo. São os humanos que encarnam as bordas e os limites da cultura. Mas eles ficam, paradoxalmente, excluídos. São os excluídos que criam o conjunto, que criam a unidade e que dão os limites até onde os de dentro não podem ultrapassar, com o perigo de perderem sua humanidade. Perder a humanidade - aqui - seria ser um dos de fora. Tudo isso gera, narcisicamente, o ódio e a vontade de eliminar essas pessoas que nos lembram que poderíamos facilmente ser elas. Sob a lógica narcísica, matá-las seria manter a ordem, a unidade social. Nós e eles. São eles- em última instância - que mantêm a ilusão de que os de dentro são mais limpos, melhores e maiores que os de fora. É a necessidade narcísica da diferenciação com o outro que faz de nós os assassinos de todos aqueles que são os diferentes, os outsiders do mundo. Essa polaridade narcísica se repete todo o tempo nos hábitos e costumes que domesticam nossos corpos. A ética e a moral não são algo transcendente, nem princípios universais, mas aparecem nos hábitos e nos costumes mais cotidianos e naturalizados. É na necessidade de diferenciação com os outros que escolhemos quais são os matáveis do mundo.

Jacques Derrida (2001) - em seu livro Mal de Arquivo: uma impressão freudiana - faz um retorno às origens da palavra "arquivo", ensinando-nos que esse carrega em si uma ideia de princípio, de fundação, de começo. Traz consigo uma ideia de origem da ética, uma espécie de lugar mítico de começo, de princípio.

> Não comecemos pelo começo nem mesmo pelo arquivo. Mas pela palavra "arquivo" - e pelo arquivo de uma palavra tão familiar. Arkhê, lembremos, designa ao mesmo tempo o começo e o comando. Este nome coordena aparentemente dois princípios em um: o princípio da natureza ou da história, ali onde as coisas começam - princípio físico, histórico ou ontológico -, mas também o princípio da lei ali onde os homens e os deuses comandam, ali onde se exerce a autoridade, a ordem social, nesse lugar a partir do qual a ordem é dada - princípio nomológico (Derrida, 2001, p. 11).

Derrida continua sua busca etimológica contando que a origem grega da palavra retoma o domicílio, a casa, o endereço. Mostra-nos que os arquivos precisam de uma residência, de um lugar para morar. Conta dos magistrados que eram escolhidos pela cidade para guardar os documentos públicos importantes. Eram eles que escolhiam quais arquivos eram dignos de arquivamento. Eles os guardavam em sua própria residência e com isso encarnavam um lugar de ordenador da polis. Além disso, essas residências não apenas guardavam os arquivos. Era dada aos seus guardiões - pela comunidade, que os reconhecia como aptos para tal - a tarefa de interpretar esses documentos e fazer a lei, fazer valer a lei. Eram eles que comandavam porque eles diziam a lei.

Um museu vivo é um museu que guarda os arquivos importantes de uma cidade. Mas não somente os guarda como os organiza de determinada maneira, funda a ética, a lei. Quando recebemos os "documentos", os objetos que contam dos matáveis do mundo, o Museu pode os renomear como "documentos importantes" não somente para guardar o que não pode aparecer no espaço público, mas para reorganizar os fundamentos de uma ética e recolocar em evidência o que antes estava escondido. Recolocar o que era resto em lugar de importância, tal qual o conceito freudiano de estranho (Unheimlich).

Mas não basta mostrar o material, ele deve ser organizado de determinada maneira. Como reunir esse material que deixamos entrar no Museu desde o princípio? Como um novo material se organiza em relação aos demais? Uma exposição do Museu diz da outra? Diz o quê? Transforma-a de que jeito? O que é importante para entrar no "domicílio", na "casa" desse Museu?

O que significa ser um Museu que se propõe a trazer o estranho freudiano, aquilo que deveria ter ficado nas sombras, mas insiste em aparecer, o estranho familiar que nos constitui a todos? O que significa isso no que diz respeito à polis?

Derrida, mais uma vez, ajuda-nos a pensar essa questão quando se refere ao conceito de pulsão de morte como aquilo que busca destruir não somente o arquivo, mas seu próprio fundamento, como aquilo que busca destruir os rastros do arquivo.

Sobre a pulsão de morte e o arquivo, ele diz:

> Ela (a pulsão de morte) trabalha, mas uma vez que trabalha sempre em silêncio, não deixa nunca nenhum arquivo que lhe seja próprio. Ela destrói seu próprio arquivo antecipadamente, como se ali estivesse, na verdade, a motivação mesma de seu movimento mais característico. Ela trabalha para destruir o arquivo: com a condição de apagar, mas também com vistas a apagar seus "próprios" traços- que já não podem desde então serem chamados "próprios". Ela devora seu arquivo, antes mesmo de tê-lo produzido externamente. Esta pulsão, portanto, parece não apenas anárquica, anarcôntica (não nos esqueçamos que a pulsão de morte, por mais originaria que seja, não é um princípio, como o são o princípio do prazer e o princípio de realidade): a pulsão de morte é, acima de tudo, anarquívica, poderíamos dizer, arquiviolítica. Sempre foi, por vocação, silenciosa, destruidora do arquivo (Derrida, 2001, p. 21).

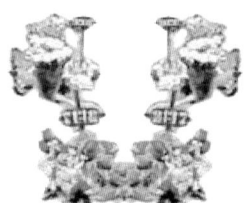

A pulsão de morte, portanto, é aquilo que não faz arquivo, enquanto que o belo é a borda da pulsão de morte que gera a "memória da morte", a memória do nada, a origem do rastro. Derrida prossegue:

> Mesmo quando toma a forma de um desejo interior, a pulsão de anarquia escapa ainda à percepção, certamente sem exceção: a menos, diz Freud, que ela se disfarce; a menos que ela se tinja, se maquie ou se pinte (gefärbtist) de alguma cor erótica. Esta impressão de cor erógena desenha uma máscara sobre a própria pele. Dito de outra maneira, a pulsão arquiviolítica não está nunca pessoalmente presente nela mesma nem em seus efeitos. Ela não deixa nenhum monumento, não deixa como legado nenhum documento que lhe seja próprio? Não deixa como herança senão seu simulacro erótico, seu pseudônimo em pintura, seus ídolos sexuais, suas máscaras de sedução: belas impressões. Estas impressões são talvez a origem mesma daquilo que tão obscuramente chamamos a beleza do belo. Como memórias da morte (Derrida, 2001, p. 21).

Eis aqui a função do Museu das Memórias (In)Possíveis como um Museu-Intervenção: reencontrar os rastros destruídos pela pulsão de morte do/no espaço público e os trazer à luz. O Museu passa a ser o suporte dos arquivos apagados. Passa a trazer para o primeiro plano – do que é testemunhável ou visível – o que estava na lógica da morte, na lógica dos matáveis e dos apagáveis. É também o lugar de arquivamento do trabalho daqueles que se ocupam desses indesejáveis, para que possamos repensar a cidade, o espaço público, a violência. A proposta de intervenção do Museu se sustenta o princípio que lembrar/arquivar fazem parte do processo de estancar a repetição de destruição. A caminho do belo: fazer memória da morte.

A busca é a mesma de Antígona: não se pode apagar/aniquilar o que um dia viveu. O que deixou de ser nada para ser alguma coisa, nunca retorna ao nada.

Retomando as ideias trabalhadas por Tereza Scheiner (2008) – por vezes – os museus são lugares de desmistificação e não de sacralização do passado. "É quando o museu mais se aproxima do real, em contato direto com o fato, com o acontecimento, com a referência" (p. 65). Os museus, nesse sentido, são espaços de criação voltados para o homem em sua relação com o cotidiano. Eles se ocupam dos processos de sua relação com o espaço público. Um museu "que não se institui como coisa pronta, que é processo e não produto – fenômeno cultural que trabalha, em multiplicidade, as relações entre o humano e o real, no tempo e no espaço" (p. 66).

A proposta de intervenção do Museu em si é dar suporte à memória da cidade que – às vezes – a própria cidade quer apagar na medida em que seus objetos carregam a memória interna dos sujeitos que sustentam em seus próprios corpos as marcas da pulsão de morte. Os objetos são o que resta da memória quando não há suporte material desta, justamente porque são aniquilados pela pulsão de morte.

Como aprendemos com Freud em Mal estar da civilização ([1930] 2010), a construção dos laços sociais sempre produz morte, violência e mal-estar. Justamente – por essa razão – o suporte de memória dessas histórias, aparentemente individuais, dizem do espaço público e da forma como fazemos política. O Museu das Memórias (In)Possíveis, ao prover o suporte dessa memória que seria apagada, faz um ato e produz o registro de uma articulação clínico-política que possibilita uma intervenção no social.

É a partir dessas ideias que poderemos intervir – eticamente – nas leis que organizam nosso espaço público. Não mais para mantê-las, mas para pervertê-las. E isso é justamente o que o Museu das Memórias (In)Possíveis pretende: colocar os que vivem ou viveram a ruptura com o laço social em lugar de enunciação, de forma a questionar a ética e a moral fundantes – mas não naturais – do nosso espaço público e do nosso tempo histórico.

Texto completo aqui:
RIECK, Maíra Brum; COSTA, André Oliveira. Museu das Memórias (In)Possíveis: memória, arquivo e intervenção. Rev. Assoc. Psicanal. Porto Alegre, n. 51/52, p. 51-64, jul. 2016/jun. 2017.

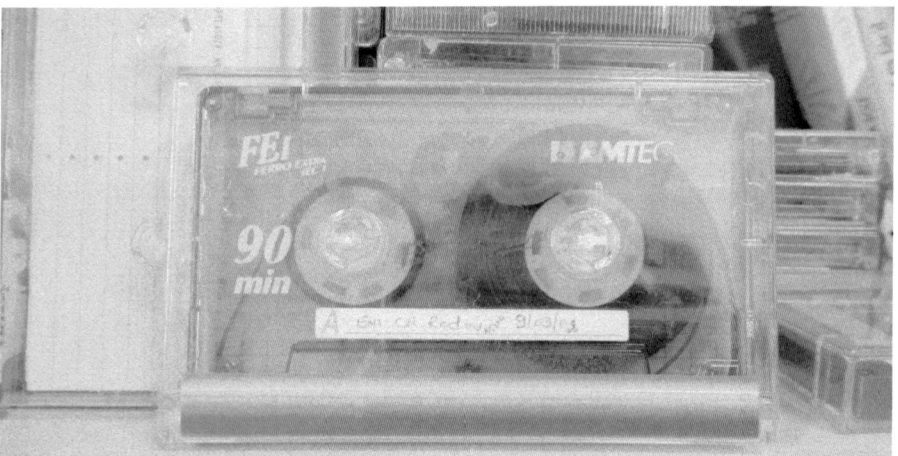

Foto de Clarinha Glock

As travessias da memória

Edson Luiz André de Sousa

"Toma o ventre da terra
e planta no pedaço que te cabe
esta raiz enxertada de epitáfios"
Conceição Lima

As memórias são como raízes que nos fixam aos lugares mas ao mesmo tempo nos permite inaugurar percursos inéditos. Em maio de 2021, o jovem Aschraf Sabir de 16 anos se enrolou em garrafas plásticas , se jogou no mar em uma praia do Marrocos, onde vive, para tentar chegar na Espanha atravessando parte do estreito de Gibraltar. Mostrou uma força e coragem heróica para realizar o desejo por uma vida melhor e assim tentando escapar de uma vida precária e de uma longa história de múltiplos abandonos. Chega aos prantos na ilha de Ceuta ao ser recebido violentamente pela polícia e suas lágrimas inundam nosso pensamento. Uma cadeira de plástico ensanguentada caída no meio da rua em Jacarezinho no Rio de Janeiro como um registro eloquente da violência policial que deixou 28 mortos em 6 de maio dE 2021. Imagens residuais de uma história de violência que se repete assustadoramente em nosso país há muito tempo. Milhares de pessoas expulsas de suas casas e de suas histórias para a construção da Usina de Belo Monte. Uma das moradoras, Antônia Melo, que se tornou uma das ativistas do Movimento Xingu Vivo, diz se sentir "um peixe fora d'agua".
   Quem recolherá as cinzas destas destruições e dará voz a estas travessias de vidas interrompidas? Quem irá fazer o registo destes traumas e acolherá a dor de todas estas famílias? O Museu das memórias (in)possíveis surge para escutar, recolher, acolher, intervir nestes cenários apostando sempre na dignidade dos vestígios. Queremos abrir o espaço do Museu para que todas estas histórias não sejam rapidamente esquecidas, para que possamos aprender com cada uma delas e para que o espaço do Museu cumpra , em parte, a importante função de testemunha. O Brasil vive hoje um verdadeiro cenário de guerra e sabemos bem quem são a maioria das centenas de milhares de pessoas mortas na pandemia que estamos vivendo: os mais pobres, excluídos, desassistidos, marginalizados. Estamos presenciando uma política de destruição das muitas conquistas que fizemos, com tanta luta, na educação, na saúde, nos direitos trabalhistas, nos direitos civis, na cultura, na esperança. Nosso Museu nasce atento a esta história e solidário com

aqueles e aquelas que sofreram violências e que não sabem o que fazer com o indizível, inominável, impossível que viveram. Nosso (in)possível , com N que escolhemos como nome deste projeto é para incluí-los, tensionar as tiranias do poder que recusam um olhar para todas estas vítimas. Estas memórias precisam tomar forma, encontrar sua gramática, serem reconhecidas, registradas e assim possam ser transmitidas e legitimamente fazer parte da história deste país. Queremos um museu com estes arquivos sempre abertos.

A memória cumpre uma função de ancoragem em nossas travessias e não nos deixa naufragar no indeterminado de histórias em que não estamos incluídos e nas quais não nos reconhecemos. Ser excluído da memória que constitui a vida de um sujeito talvez seja um dos mais cruéis exílios pois impossibilita um entendimento crítico da história de uma origem.

O Museu das Memórias (in)possíveis está aberto a todas e todos que ainda apostam em um país em que a solidariedade, a tolerância, o respeito a diferença, e o direito à vida como valor inegociável sejam os fios condutores de nosso laço social. Esta é nossa aposta utópica, pois como escreveu Emil Cioran em seu livro História e Utopia " Uma sociedade sem utopias está condenada a esclerose e a ruína".

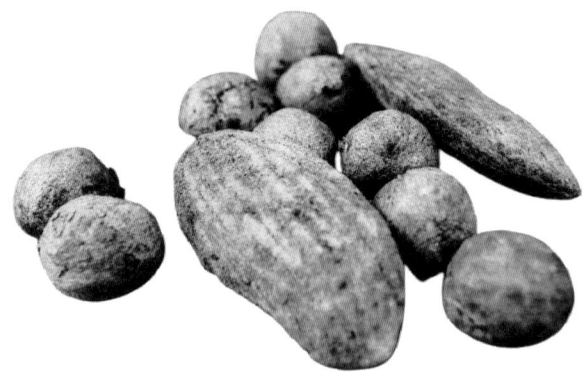

Exposição (*In*)Finitas Repetições

Veja a exposição completa aqui:
https://museu.appoa.org.br/site/exposicao-infinitas-repeticoes/

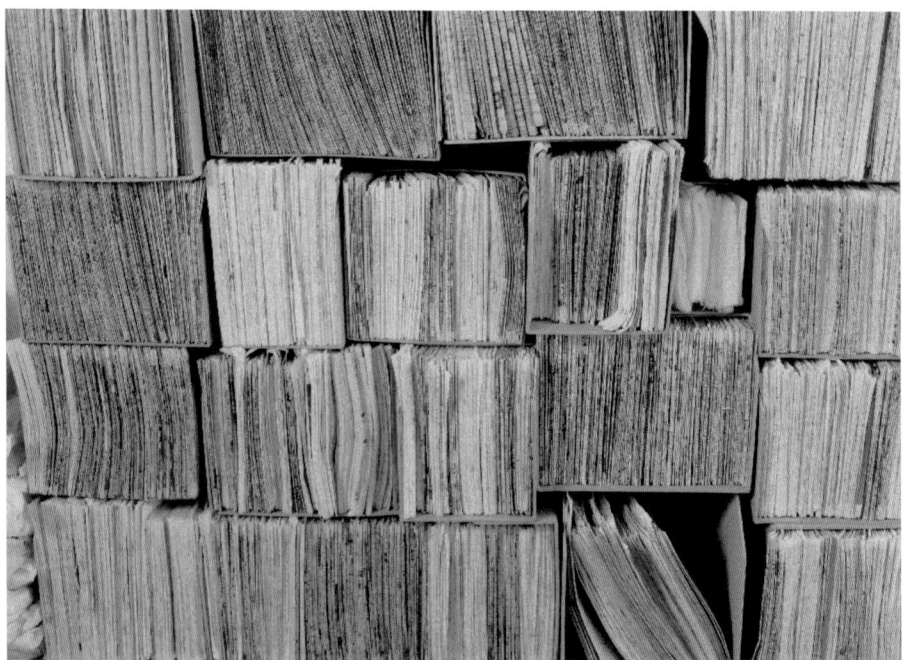

Acervo do Museu das Memórias (In)Possíveis. Foto: Márcia Sotilli.

Texto Exposição (In)Finitas Repetições

O que são os objetos? A que(m) eles servem? O que eles revelam de cada um de nós? Qual relação que construímos com e através deles? É evidente que elegemos, ao longo de nossas vidas, objetos essenciais para nós, objetos que carregam memórias, que dizem quem somos. Objetos que são para além do que são, objetos que carregam uma narrativa tão forte que acabam tendo a força de nos situar no mundo. Mas o que são os objetos quando eles são em si mesmos?

O que são eles quando não carregam uma história, uma metáfora? Poderia parecer que um objeto destituído de metáfora ou simbolização seria um objeto vazio, que não diz nada. Mas nem sempre é assim. Às vezes, a insistência da repetição nos mostra a sua importância, mostra que mesmo o objeto que não carrega uma história se torna ele próprio parte do corpo do sujeito, uma extensão que transmite algo, que gera algo em nós.

Essa exposição conta do trabalho de Ademir e de Márcia que se deu ao longo de anos em um Centro de Atenção Psicossocial (CAPS). Não se trata de um trabalho em conjunto, mas de dois trabalhos que se encontram. Ademir passou a vida dobrando papéis. Jornais velhos ou novos, folhas de caderno usados, folhas de revista. Não importava qual era o tipo do papel, desde que não fosse em branco, servia para seu propósito. Se estava furado, Ademir colava o papel, colava tão bem que parecia uma costura. "Cerze" seus rasgos até não ficar quase nenhum resquício de que um dia foi rasgado. Depois, desenhava na folha e a dobrava. As dobraduras parecem que saíram de uma gráfica, como se as folhas tivessem vindo de uma loja, como se fossem novas. Ele então agrupava 10 dobraduras em uma sacola plástica.

Coletar

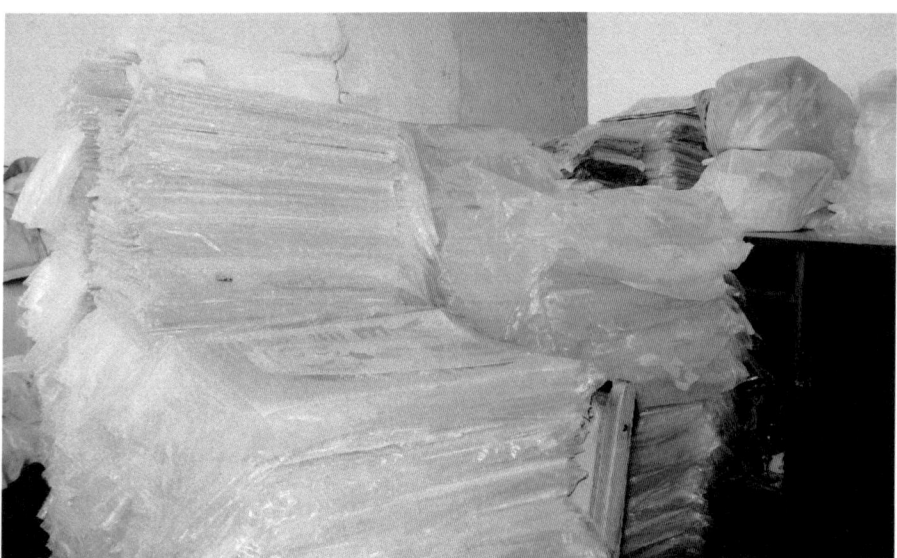

Casa de Ademir. Acervo do Museu das Memórias (In)Possíveis. Foto: Márcia Sotilli.

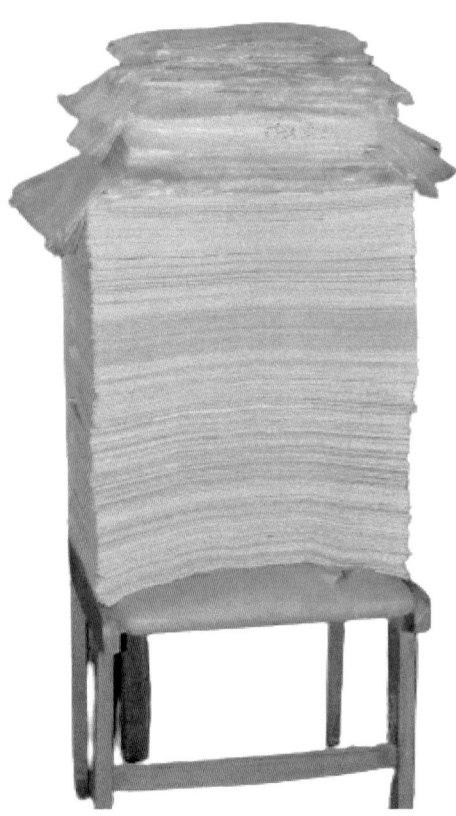

Pilha de papéis que parecem ter vindo de uma loja. São, de fato, papéis usados. Ficam assim depois do trabalho de Ademir. Casa de Ademir. Acervo do Museu das Memórias (In)Possíveis. Foto: Márcia Sotilli.

    Ademir é um artífice, um curador de papéis. Sua vida estava no tempo cíclico, em um looping infinito de infinitivos: coletar, cerzir, desenhar, colar, dobrar, endereçar. Para onde endereçar o seu trabalho? Por anos ninguém o recebeu. Suas dobraduras/cartas ficaram sem destinatário.

Cerzir/Curar

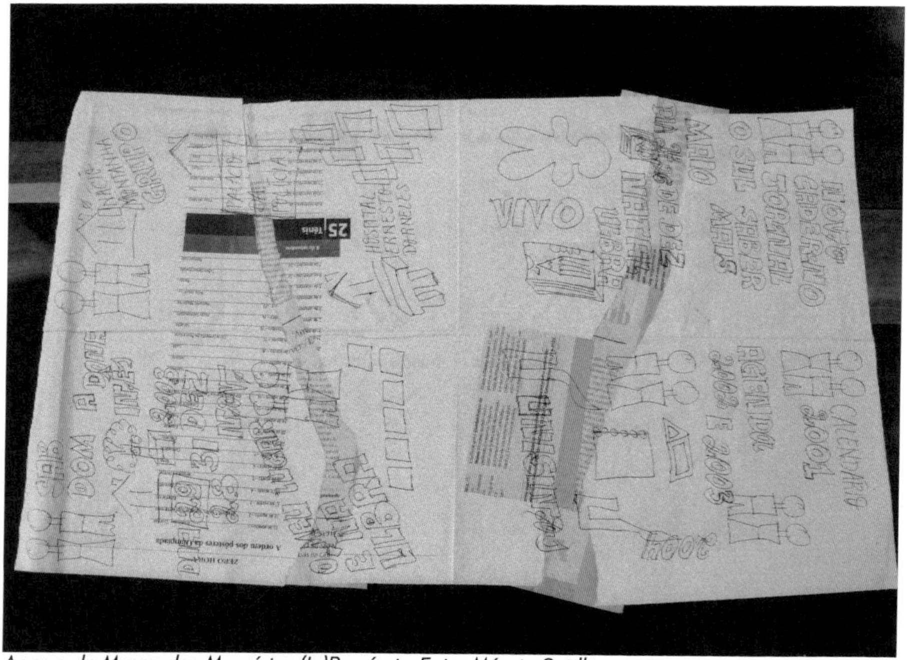

Acervo do Museu das Memórias (In)Possíveis. Foto: Márcia Sotilli.

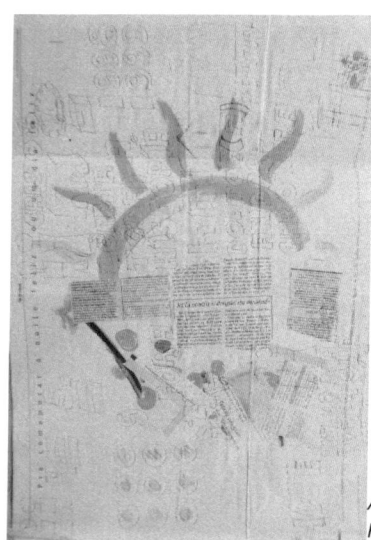

*Acervo do Museu das Memórias (In)Possíveis.
Foto: Márcia Sotilli.*

Ademir nunca escolheu Márcia, foi Márcia quem escolheu/acolheu Ademir. Ademir não escolhia, não abria portas. Esperava que alguém abrisse as portas para ele entrar. Precisava ser convidado a entrar. Nunca entrava sem convite. Se ninguém abrisse, ele ia embora. Márcia abriu as portas para Ademir e colocou seu trabalho dentro de determinado lugar de valor, de diferença. "Ele dobra como ninguém". Marcou sua diferença no mundo. Inscreveu Ademir na sua memória. Márcia se fez destinatária do trabalho de Ademir, se responsabilizou por ele. Por ele Ademir e pelo seu trabalho, que na verdade, sempre foram um só. A extensão que se funde no corpo. Ademir, como os papéis, também tinha o corpo dobrado de tanto dobrar.

Márcia não só o recebeu, como começou a construir pastas e caixas feitas sob medida para caberem as dobraduras de Ademir. Márcia fez o que ninguém antes tinha feito: desdobrou as dobraduras. Resolveu ver o que tinha "lá dentro". Revelou as inscrições guardadas em suas dobras. Por que dobrava? O que significavam seus desenhos e inscrições? O que queria dizer? Por que não parava de dobrar? Por que suas sacolinhas vinham sempre com 10 dobraduras? Por que os papéis não podiam ter nenhum rasguinho? Qual a sua história?

Márcia marcou uma diferença na vida de Ademir, ela o viu como alguém único, singular, que fazia algo como ninguém. Márcia entra em looping também: receber, agrupar, organizar, encaixotar.

Receber/Agrupar

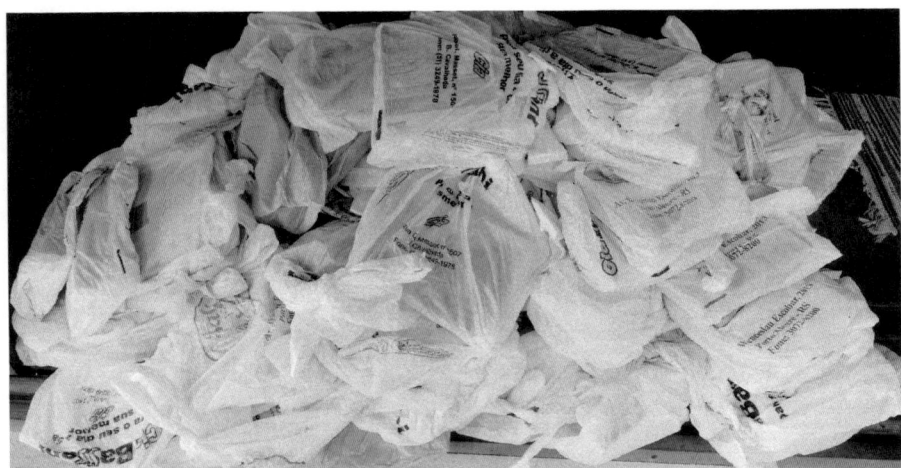

Cada sacola representa uma semana. Em cada sacola encontram-se 10 dobraduras. Acervo do Museu das Memórias (In)Possíveis. Foto: Márcia Sotilli.

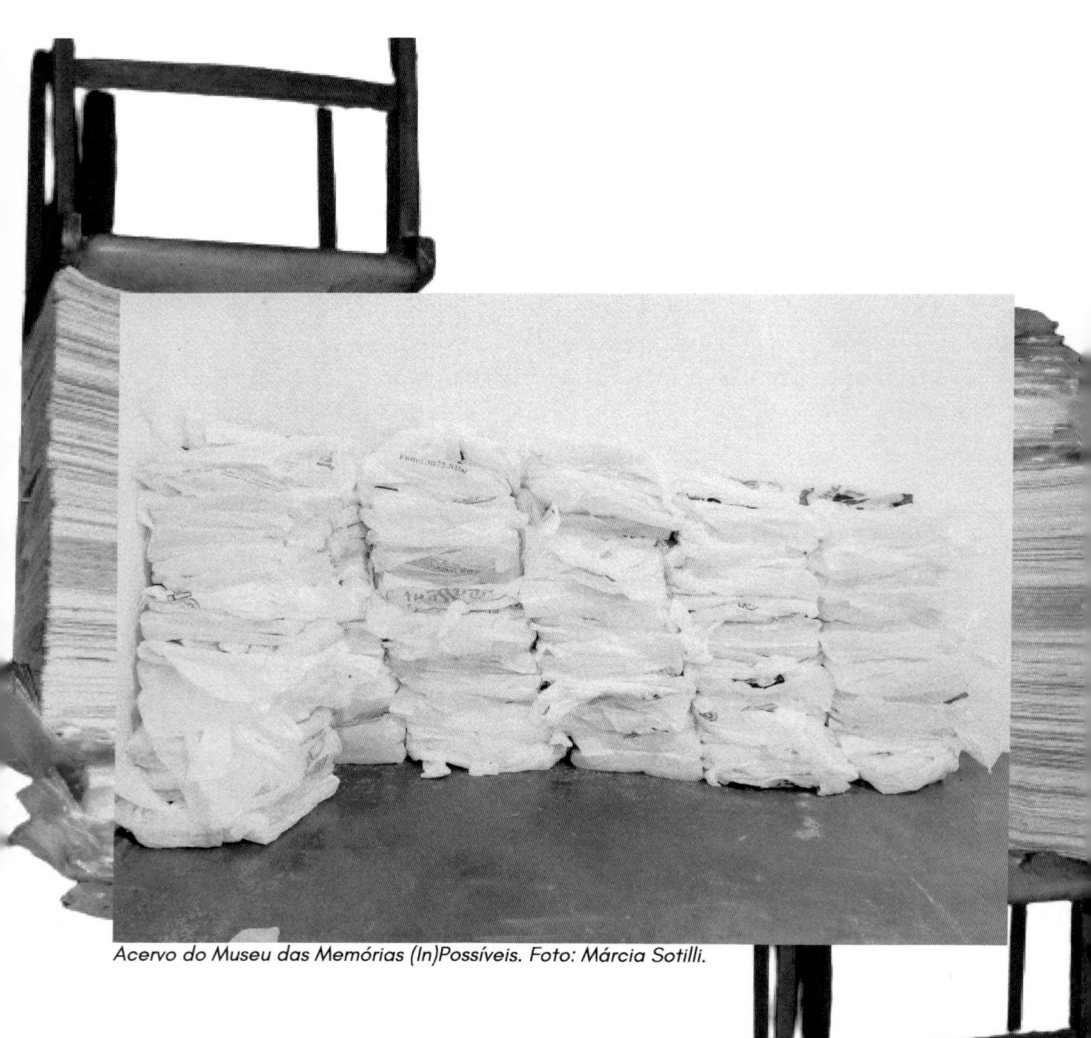

Acervo do Museu das Memórias (In)Possíveis. Foto: Márcia Sotilli.

É assim que se dá o encontro. Ademir dobra, Márcia coloca nas caixas ou pastas. Quando não tem mais onde guardar, Márcia fotografa tudo para poder descartar. Nunca descarta sem registrar. Nunca descarta sem preservar. Depois disso, tudo começa novamente. Ademir não se importa com o destino de seu trabalho, o importante é fazê-lo e entregá-lo à Márcia.

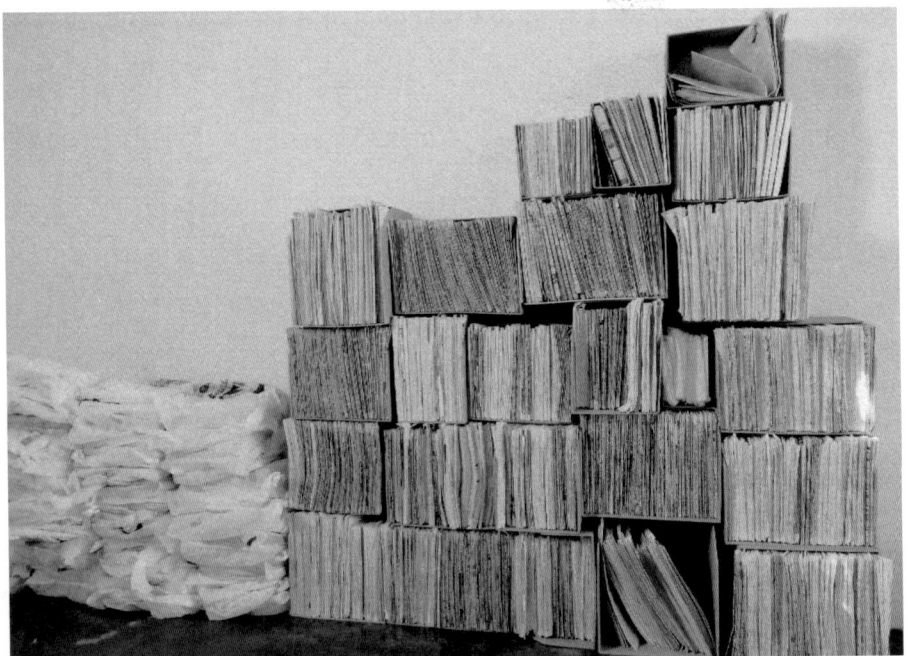

À esquerda, o trabalho de Ademir enfileirado por Márcia. À direita, o trabalho composto entre os dois. Acervo do Museu das Memórias (In)Possíveis. Foto: Márcia Sotilli.

Márcia se importa. Sente que esse trabalho precisa de um destinatário. O infinito do trabalho de Ademir começa a ficar insuportável para ela. Ela não queria que o infinito de Ademir fosse o seu infinito. Então ela põe um fim: vai seguir recebendo o trabalho de Ademir, mas ela própria pararia de fazer as caixas e as pastas. Ela precisa de mais verbos no infinitivo para marcar um finito no infinito de Ademir: fotografar para descartar. Ela então começa a fotografar o trabalho deles. Mas ainda não sabe para onde endereçar as fotografias.

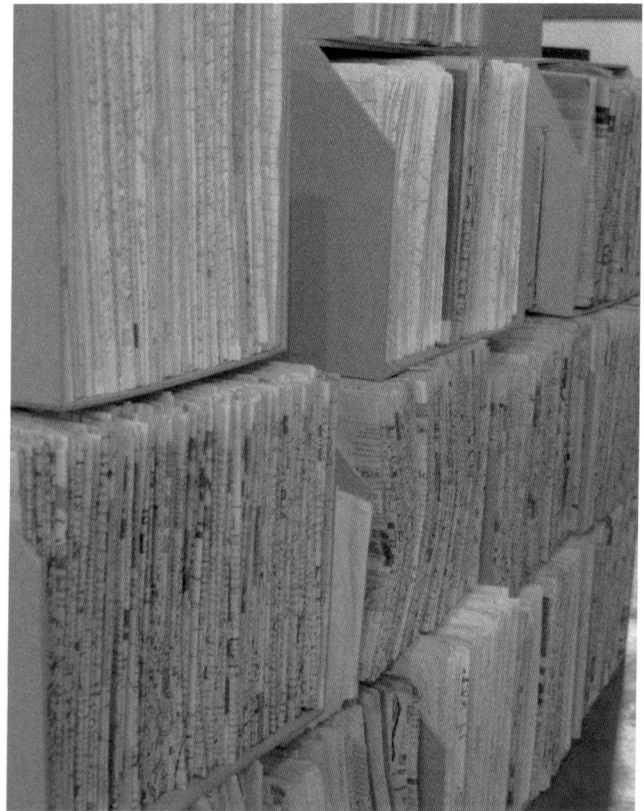

Acervo do Museu das Memórias (In)Possíveis. Foto: Márcia Sotilli.

A entrada do Museu nessa história é um acaso, um segundo encontro se dá. Agora o encontro é entre Márcia e o Museu das Memórias (In)Possíveis. No momento em que ela não sabe mais o que fazer com o material, um convite de exposição surge, e o destino das dobras de Ademir e dos desdobres de Márcia acontecem. Márcia pode endereçar o trabalho dos dois ao Museu. Ademir, que sempre considerou suas dobraduras como trabalho escolar, agora tem seu trabalho musealizado. Seu trabalho começa a abrir portas para nós, que o olhamos a partir do olhar de Márcia. E agora abre portas a quem aqui o vê, através do olhar do Museu. Agora é ele quem ensina, no sentido das perguntas que seu trabalho provoca em quem o vê.

Os infinitos de Ademir, os finitos de Marcia encontram as possibilidades no impossível do Museu.

Exposição Belo Monte: violência e etnocidio

Conheça a exposição completa aqui:
https://museu.appoa.org.br/site/exposicao-belo-monte/

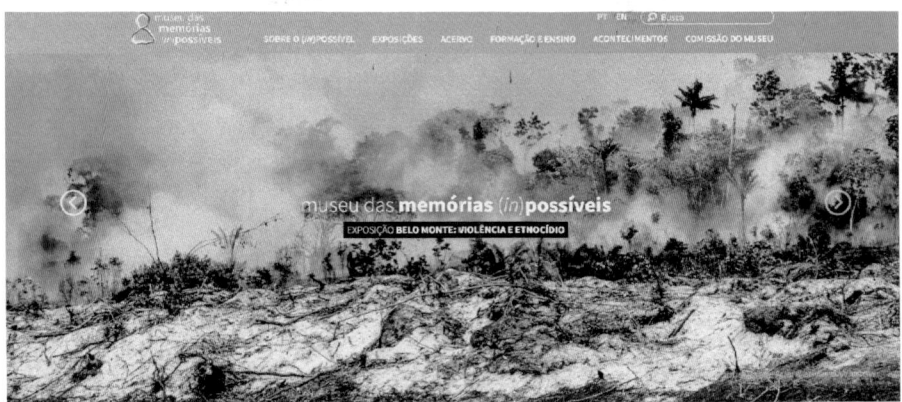

Textos da exposição

"Imagine que um dia alguém chega na sua casa e lhe diz que você não pode mais morar ali. Você não quer sair. Não colocou sua casa à venda. Não pensava em nada disso. Ao contrário: acreditava que tinha um lugar sólido no mundo.

Alguém "lá de cima" disse que você tem que sair e que sua casa, sua ilha, sua plantação serão destruídos. Alguém "lá de cima" não é uma divindade, mas soa e age como se fosse, ao menos é assim que sentem os expulsos pela hidrelétrica de Belo Monte. Eles percebem o governo federal como uma força tirânica. Historicamente, para os povos da floresta, o Estado é aquele que só aparece para aniquilá-los.

O governo federal decidiu construir uma barragem no Estado do Pará, uma hidrelétrica chamada Belo Monte, em um dos rios mais importantes da Amazônia, o Xingu. Decidiu que essa hidrelétrica seria imposta a qualquer custo.

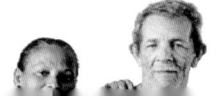

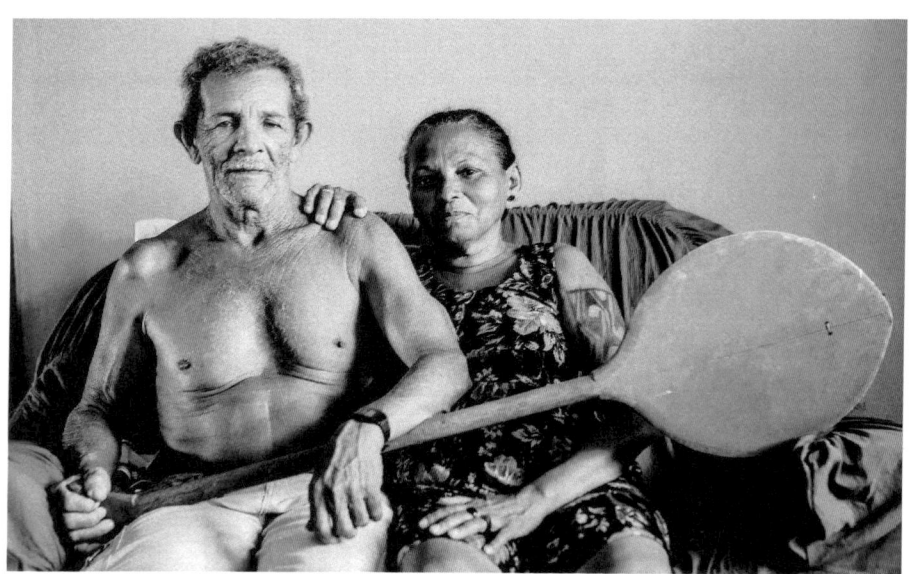

Acervo do Museu das Memórias (In)Possíveis - Foto Lilo Clareto

Os olhos cegos de João:

João tem pesadelos todos os dias. Sonha que está perdido na selva e que não sabe para onde ir. De repente fica cego. Sente-se sem saída. Quando acorda, o pesadelo não acabou. Continua sentindo-se cego. Diz que não sabe como dar sentido para sua vida. Diz que perdeu tudo, a vida, o sentido. A cegueira é a falta de futuro, são olhos que não sabem mais para onde ir. Sente que a vida acabou. O único sentido que vê é no sacrifício. Quer matar aqueles que destruíram sua vida, mas sabe que se o fizer, vai perder sua vida. Vê sentido no sacrifício. Mas, quando quis matar, suas pernas falharam e parou de andar. A voz se desfez em sua garganta e ficou mudo. O desejo de matar era tão forte quanto o desejo de viver. A paralisia veio impedir seu sacrifício. A vontade era a de matar, diz que se matasse, poderia fazer diferença, iria se matar junto, mas seu sacrifício iria salvar as outras vítimas.

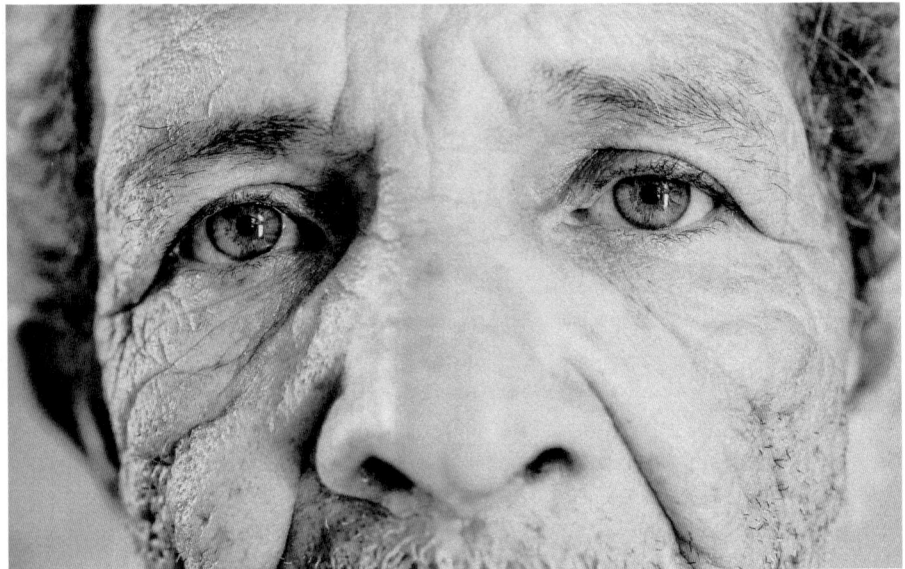

Acervo do Museu das Memórias (In)Possíveis - Foto Lilo Clareto

João não gosta de ser vítima. É um homem forte que fez seu destino. Abandonado pelo pai, trabalhou a vida toda "com seus braços" para criar um lugar para si. Cego das letras, sua força física era sua força de trabalho. Até hoje, com mais de 60 anos, vemos os músculos bem torneados de uma pessoa que vendeu os músculos para grandes empresas. Trabalhou em muitas grandes obras do governo. Mesmo analfabeto, trabalhou em obras no Iraque, conheceu a França, e outros lugares. Quase foi para a China, a trabalho. Mas, nessa época, ele conta que já tinha família com dona Raimunda, e acabou voltando para casa. O objetivo sempre foi ter uma casa, construir um lugar. Seu João, ia para onde o emprego estava. Como a maioria, não refletia o impacto de seu trabalho para além do salário que viria no final do mês. E, por essa razão, seu João é a encarnação da ironia.

Passou grande da parte de sua vida trabalhando em barragens. Trabalhou na construção da hidrelétrica de Itaipu, no Paraná e, mais tarde, na hidrelétrica de Tucuruí, no Pará. Nessa época seu João não pensava se a beleza das sete quedas seria destruída para sempre, ou se haveria impactos socioambientais. Trabalhava para viver, para sustentar sua família. Por essa razão, acabou fazendo carreira como barrageiro. Na barragem de Tucuruí, o trabalho tinha um objetivo definido. Ia comprar uma casa para a família. E assim o fez. A ironia foi que, depois de pronta, a própria barragem que construiu, destruiu sua casa. Cálculos mal feitos da extensão da inundação acabaram inundando e destruindo sua casa. Sua busca por raízes continuou, mas só encontrou anos depois.

Essa foi uma mudança profunda. E não se trata simplesmente de encontrar uma casa ou um emprego. A mudança foi a mudança na lógica de seu viver. Seu João e dona Raimunda começaram a viver parte de seu tempo em uma ilha no Pará, onde pescavam, faziam roça. A lógica não era mais a de explorar a floresta, a lógica era viver na floresta, com a floresta, sem a destruir. Uma conexão com o rio Xingu e a terra se estabeleceu. Nunca mais sua família ou ele próprio passariam fome, o rio e a terra se encarregava de os alimentar, desde que a respeitasse.

Mas mais uma ironia esperava por seu João. Uma nova barragem, uma nova hidrelétrica estava por vir para destruir sua tão sonhada casa.

Agora não era mais ele o barrageiro, nunca mais trabalharia numa barragem, mas outros, sim. Um dia lhe foi comunicado que sua ilha seria inundada devido a obra de Belo Monte. Não queria sair dali. Mas, se o tivesse que fazer, que lhe dessem uma indenização adequada, pensou ele. Aqueles que chegaram para avaliar os bens da casa, a consideraram uma "casa de pobre", não valia nada na lógica deles. Não entendiam que para seu João e dona Raimunda, os objetos tão essenciais para um mundo capitalista não lhes dizia absolutamente nada. Tudo o que precisavam vinha do rio. Eram ricos a sua maneira. Eram ricos, e com a perda do pedaço de ilha que lhes cabia, ficaram pobres. Literalmente pobres. Seu João acreditou que seria indenizado corretamente, para reconstruir sua vida novamente. Mais uma vez, foi enganado. Quando chegou na reunião com a Norte Energia, lhe comunicaram que ganharia 23 mil reais pela ilha. Esse valor não lhe daria futuro, viraria pó em pouquíssimo tempo.

Sem saída, quis matar. Percebeu que tinha perdido tudo e agora estava velho demais para reconstruir toda uma vida. Sua força de trabalho minguou com a idade e o cansaço. Perdeu. Quis matar, as pernas falharam. Ficou doente. Hoje não sai de casa. Grita de ódio, ódio de injustiça. Convida a mulher e as filhas para voltarem para ilha perdida. Se não podem mais viver ali, quer se matar e matar toda a família. Quer se sacrificar e sacrificar toda a família na ilha onde teve sua verdadeira e única casa. Quer morrer ali porque já se sente morto. O pesadelo segue assombrando seus dias e suas noites."

Raimunda

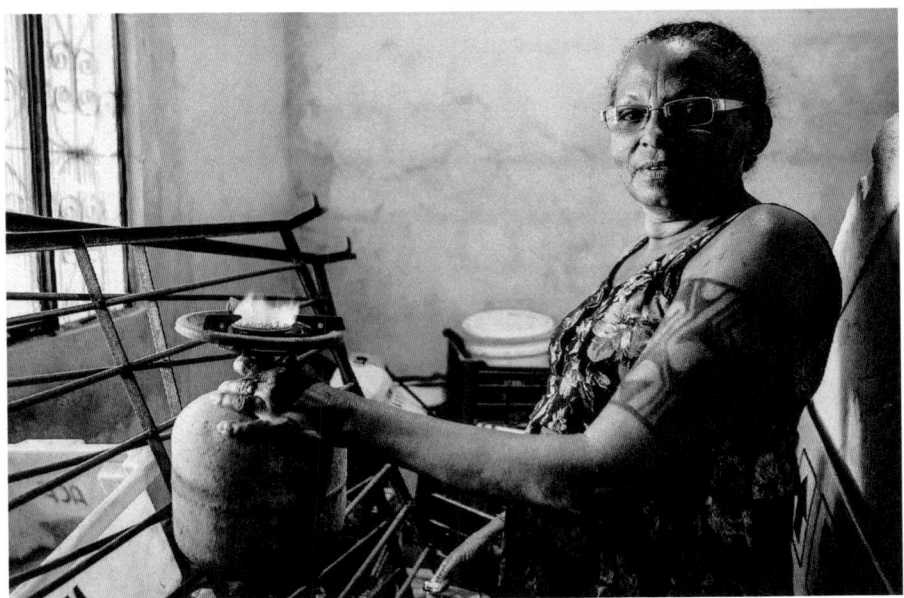

Acervo do Museu das Memórias (In)Possíveis - Foto Lilo Clareto

"Raimunda é descendente de negros e de índios, mas diz que se identifica mais com os negros. Os ensinamentos de seu pai lhe conferem um lugar no mundo, apesar de ser um lugar que lhe falta. Não que não tenha encontrado seu lugar no mundo. Encontrou e depois perdeu. Sua ilha e sua casa de palafita lhe foram tiradas, a mesma casa de seu João.

Raimunda diz que o rio Xingu era seu amigo, seu supermercado, seu cartão de crédito. Sente uma conexão com o rio que é difícil para alguém que vive na cidade entender. Ela vive do rio, com o rio, no rio. Vê os peixes que pescava com João morrerem sozinhos com a contaminação que o rio sofreu com a construção da barragem de Belo Monte. Fica triste. Mas não cai. Mulher forte como poucas, se segura nos ensinamentos de seu pai, um descendente de escravos. Conta que o avô era "escravo de ficar preso em correntes". Seu pai lhe transmitiu a força dos que já passaram por tudo de pior que o se humano pode fazer com o outro. Isso não quer dizer que não se abale. Se abala, sofre. Não entende a maldade e a destruição que o ser humano faz com a própria espécie. Mas, de alguma forma, sobrevive, como uma fênix. Na mitologia de Raimunda, não se fala em Fênixes, se fala de plantas, e, para ela, ela, Raimunda, é uma pindova: uma palmeira que sempre renasce, em camadas. Quando se pensa que a pindova morreu, ela sempre surpreende, tem uma camada viva.

Raimunda encontrou Sofia em um encontro de mulheres em Belém do Pará. Nunca tinha visto uma boneca negra e precisou tê-la. Sofia é a infância que não teve. É a boneca que não teve na infância de quem trabalhou "desde sempre". É negra como o pai, que lhe ensinou o valor da liberdade que nunca tiveram. Raimunda diz que a escravidão só mudou de jeito: ela continua ali. A escravidão, para ela, é o que a hidrelétrica de Belo Monte pode fazer com as pessoas impunimente. A boneca Sofia é a representação do traço que salva Raimunda da destruição, é o que lhe faz pindova. É a transmissão do pai, a transmissão da liberdade enquanto valor. Raimunda perdeu sua ilha, o rio, mas não perdeu o ensinamento de seu pai."

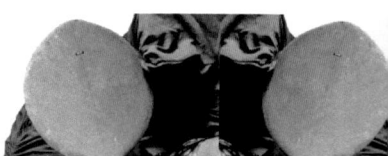

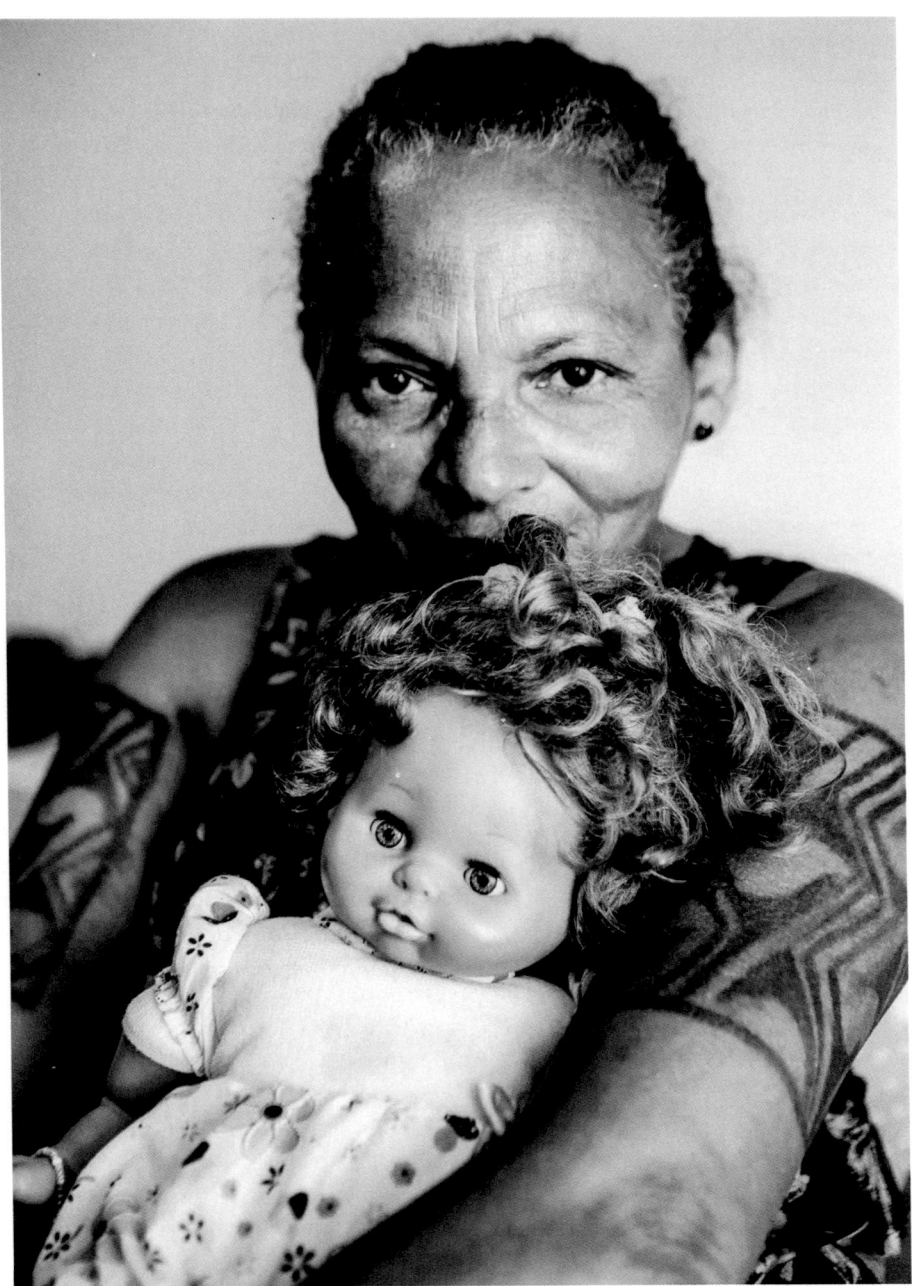
Acervo do Museu das Memórias (In)Possíveis - Foto Lilo Clareto

A casa da cidade

"Raimunda e João tinham a casa da ilha e a casa na cidade de Altamira. Passavam parte do tempo na cidade para vender o excedente do rio. O mesmo que ocorreu na casa da ilha ocorreu com a casa da cidade: foram expulsos com uma indenização "sem negociações". O mesmo não, porque a casa da ilha foi incendiada, sem nenhuma justificativa, pela Norte Energia. Ligaram para que Raimunda tirasse os "resíduos" da casa num dia. Os "resíduos" eram seus pertences pessoais, domésticos. Quando chegou, no dia combinado, sua casa estava em chamas. Perdeu o chão, não conseguia acreditar que seu lar, além de perdido, estava ardendo. Nenhuma das outras casas da ilha foi incendiada, somente a sua.

Na cidade, começaram a construir uma nova casa com esse dinheiro, na periferia de Altamira. Raimunda se recusou a morar nas casas pré-fabricadas construídas pela Norte Energia. Casas que depois de dois meses de construção já apresentam rachaduras aparentes. Queria uma casa totalmente nova, que não podia se parecer em nada com a anterior. Em um dos dois quartos, Raimunda e João colocaram todos os objetos que conseguiram salvar da casa da ilha. Virou um quarto-cemitério da ilha, um quarto-museu. Nenhum desses objetos fazem sentido na cidade. São objetos perdidos, sem função. Objetos que ocupam um terço da casa de Raimunda e de João. Objetos que mostram o tamanho da dor de perder não somente duas casas, mas seu meio de vida: de ricos moradores da floresta, passaram a ser pobres da periferia."

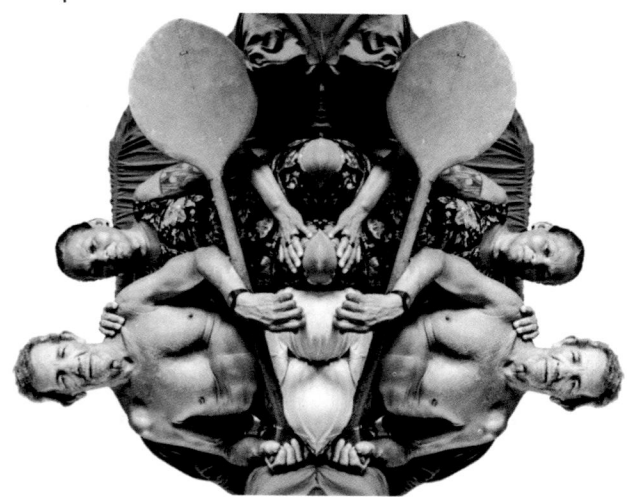

Exposição Vila Chocolatão: de que(m) é feito o centro da cidade?

Veja a exposição completa aqui:
https://museu.appoa.org.br/site/exposicao-vila-chocolatao/

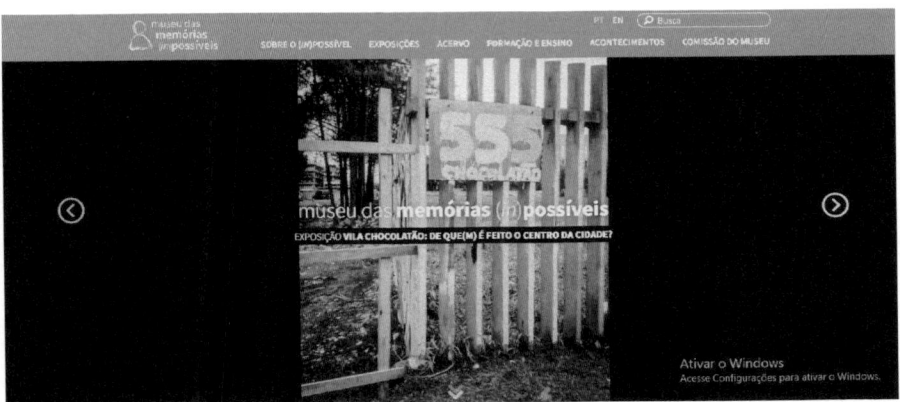

Essa exposição conta a história da Vila Chocolatão. Um lugar que não existe mais, a não ser nas lembranças, narrativas e registros daqueles que a construíram. Essa vila, que é como os gaúchos se referem às comunidades pobres, se situava no centro da cidade de Porto Alegre/RS/Brasil. Não existe mais porque foi pensado pelo poder público que ela não poderia existir naquele local. Mas por que não? Por qual razão aquelas pessoas não poderiam mais viver ali em suas casas? O que isso diz de nossa sociedade e da relação que mantemos com o espaço público? Quem pode ficar e quem deve sair de um lugar?

Essa coleção é fruto do trabalho das psicanalistas Luciane Susin e Marisa Batista Warpechowski, que trabalhavam na FASC (Fundação de Assistência Social e Cidadania) da Prefeitura de Porto Alegre/RS/Brasil. A maioria das fotos também são delas. Elas já acompanhavam as pessoas da Vila Chocolatão bem antes da notícia da remoção por decisão do poder público. Conheciam suas histórias, seus nomes, seus dramas e sonhos. Com a notícia do desalojamento, e frente à impotência de uma outra resolução, dedicaram-se a escutá-los para auxiliá-los a compor suas histórias e, para tal, o uso das fotografias surgiu como importante recurso: os habitantes, as casas, as passagens, os becos, os locais importantes para os moradores. As imagens dão a ver parte de suas memórias afetivas relacionadas ao lugar, à comunidade, ao tempo. São sobrevivências e, como tal, tornam-se uma reserva de memória, um prolongamento do tempo vivido e uma possibilidade de atualização do passado. Cada morador tinha o seu lugar de referência: uma árvore, o rio, um local onde tinha ocorrido um evento significativo em sua vida. Compartilhavam os mesmos lugares nos quais iam tecendo suas próprias histórias.

Apresentamos aqui no Museu das Memórias (In)Possíveis o importante registro de memória que Luciane e Marisa fizeram com seu trabalho, inscrevendo, agora virtualmente, um lugar que não pôde mais existir na cidade.

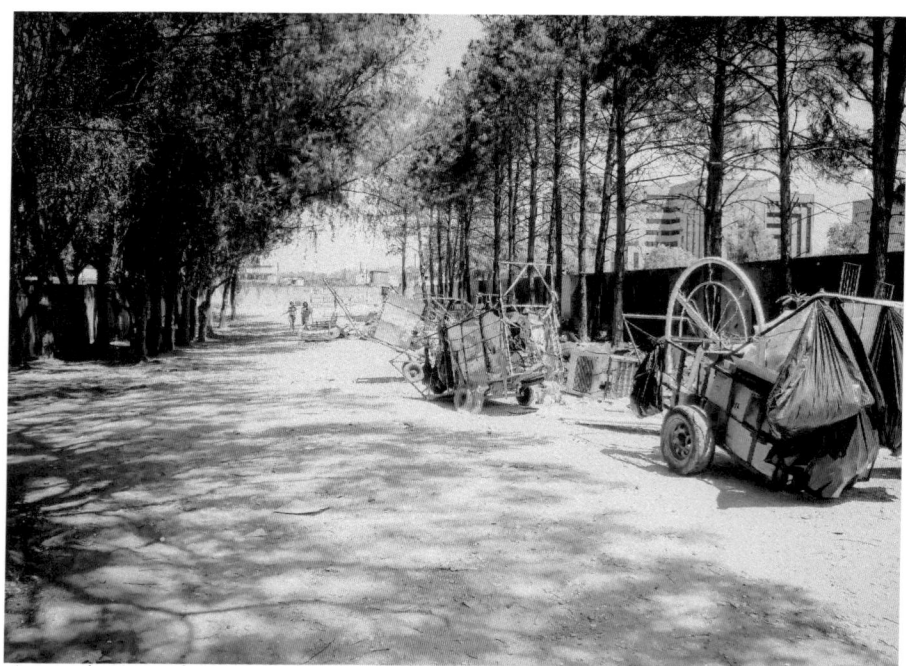

Acervo do Museu das Memórias (In)Possíveis. Foto: Luciane Susin e Marisa Batista Warpechowski.

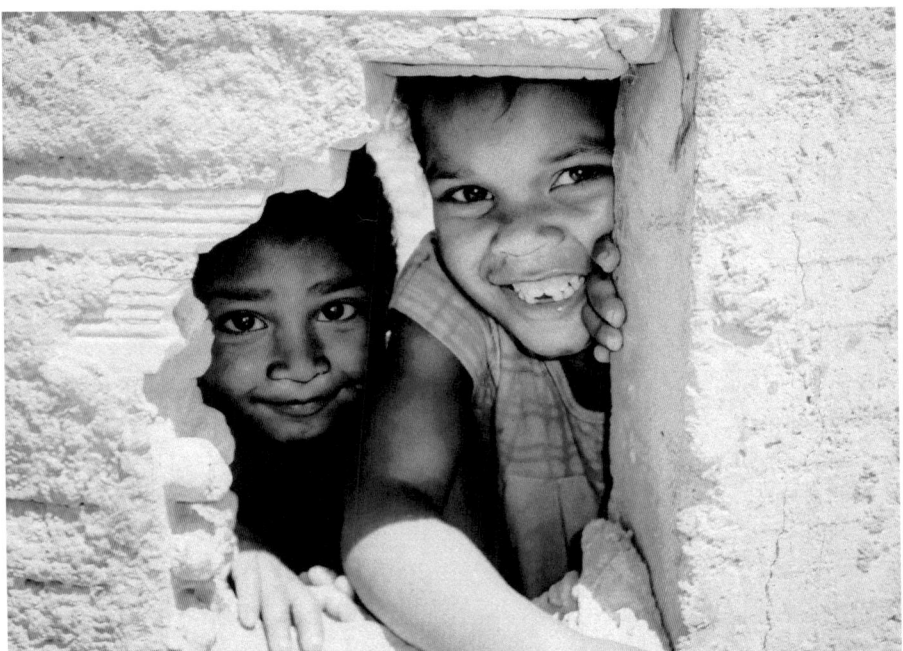
Acervo do Museu das Memórias (In)Possíveis. Foto: Luciane Susin e Marisa Batista Warpechowski.

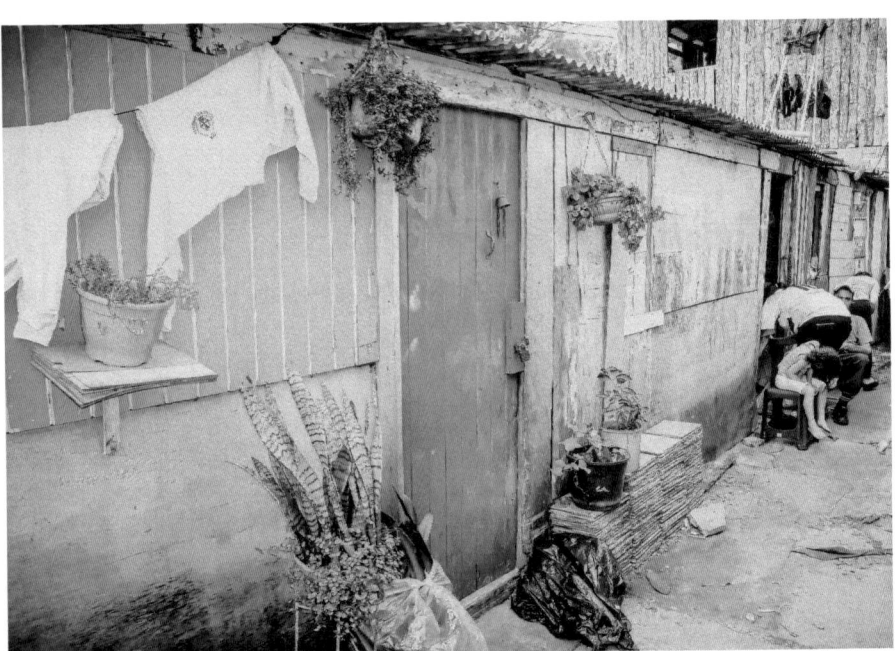
Acervo do Museu das Memórias (In)Possíveis. Foto: Luciane Susin e Marisa Batista Warpechowski.

Grupo de Trabalho Trauma e Memória

O Grupo de Trabalho "Trauma e Memória: interlocuções" é organizado pelo Museu das Memórias (In)Possíveis e se propõe a estudar os temas relativos à memória, à memória social, às memórias subterrâneas, ao trauma. É um espaço interdisciplinar, gratuito e aberto a todos interessados.

Ele ocorre toda primeira segunda-feira do mês, das 21hs às 22h30. Cada mês um tema ou conceito é escolhido para ser discutido através de um texto específico.

Para fazer parte do "Trauma e Memória: interlocuções", basta entrar em contato através do nosso e-mail: cartelmemoria@museu.appoa.org.br e pedir sua inscrição.

Mais informaçoes: https://museu.appoa.org.br/site/formacao-e-ensino/

Sobre o Grupo de Trabalho Trauma e Memória

Priscila Chagas Oliveira e Vanessa Solis Pereira

Esse homem, ou mulher, está grávido de muita gente. Gente que sai por seus poros. Assim mostram, em figuras de barro, os índios do Novo México: o narrador, o que conta a memória coletiva, está todo brotado de pessoinhas". (GALEANO, 2008, p. 18).

Quanto de nós é esquecido, recalcado? Seja consciente ou inconscientemente, o que resta do passado nas narrativas e testemunhos do presente, que darão contorno aos futuros desejados/sonhados? Quantas de nossas memórias singulares/individuais alcançam efetivamente a alcunha de patrimônio, constituintes de uma memória dita coletiva?

Discutir memória - e todos os seus predicados, tais como: memória individual, memória coletiva, memória social, memória histórica, memória subterrânea, memória traumática, memória difícil, memória da dor - se tornou urgente no âmbito de um Museu que se propõe dedicado às memórias do (In)Possível. Mas afinal do que se trata esse (In)Possível? Essa perspectiva sobre as memórias, criada pelo Museu, interrelaciona transdisciplinarmente todas essas memórias, mantendo como principal fundamento a ética psicanalítica. Para nós:

O (*In*)Possível com "N" não é por acaso, já que a palavra "impossível" (com M) não diz tudo o que gostaríamos de transmitir. Então inventamos outra palavra, uma que não existe no dicionário, mas que introduz a ideia moebiana de possível e de impossível ao mesmo tempo. Quando tiramos o M e colocamos o N, introduzimos dentro desse binário possível-impossível o (in)consciente, o (in)dizível. Com isso, tentamos enfatizar não o que está em plena luz do dia do nosso tempo, mas as sombras ao redor." (MUSEU..., 2021, documento eletrônico).

Ao que está no âmbito do inconsciente, do indizível e do impossível ainda podemos acrescentar o (in)sistente e o (in)pensável da memória social, haja vista os jogos de força e resistência que constituem a formação dos principais espaços de celebração, preservação e circulação da memória coletiva, os museus.

Antes de tentar conceituar a memória social, preferimos nos valer das cinco proposições da psicanalista Jô Gondar (2016) acerca dessa noção. Sendo uma das primeiras referências lidas no Grupo de Trabalho do Museu das Memórias (*In*)Possíveis, Gondar (2016) circula por entre conceitos a fim de persistir no inacabamento conceitual da memória social. Para ela, essa noção é polissêmica e transdisciplinar, e é essa a premissa que norteia os caminhos que vamos traçando nas escolhas de leituras do Grupo de Trabalho Trauma e Memória. Pensar memória é se engendrar por entre a psicologia, a psicanálise, a antropologia, a história, a sociologia, a museologia, a arte, a filosofia, e tantas outras disciplinas que sozinhas não dariam conta de tamanha potência narrativa, discursiva e de linguagem. Outra proposição de Gondar (2016) afirma que discutir memória social é estar implicado ética e politicamente, é entender as dinâmicas entre esquecimentos, silenciamentos e apagamentos. Não há memória sem esquecimento, ou melhor, não há memória social sem a dinâmica do lembrar, esquecer, recalcar, inventar, imaginar. O esquecimento jamais deve ser visto como o oposto da memória, mas sim como uma estratégia de gestão do passado, seja do ponto de vista singular, ou de forma coletiva, no que se elege como patrimônio histórico e cultural, ou no que(m) se deixa morrer. Mas vale destacar que o que se deixa à deriva e às margens não desaparece, e o que se enterrou poderá ser desenterrado, como afirma Michael Pollak (1989):

> A memória concebida enquanto produção de poder, destinada à manutenção dos valores de um grupo, não é equivalente à memória pensada enquanto componente ativo dos processos de transformação social e de produção de um futuro (GONDAR, 2016, p.19).

Por fim, Gondar (2016) vai afirmar que a memória social não se reduz à construção (aparentemente) fixa de uma identidade, e muito menos a uma ideia de que é apenas uma representação social. Há algo de singular, da esfera do corpo, do irrepresentável que constitui essa memória, e é daí que vem a potência criativa e inventiva dos processos memoriais.

É por meio dessa complexidade que os estudos da memória seduzem, desorientam, perturbam e convidam a uma busca ativa pela justa memória, a um total esburacar das memórias históricas e coletivas celebradas nos clássicos museus. O Museu das Memórias (*In*)Possíveis, através do seu Grupo de Trabalho se instrumentaliza para a escuta das memórias dos outros, dos testemunhos e narrativas daqueles que quase nunca contam; se dedica intensamente a compreender os meandros da memória social no espaço público, dos ditos e não ditos:

> O que está em jogo nos museus e também no domínio do patrimônio cultural é memória, esquecimento, resistência e poder, perigo e valor, múltiplos significados e funções, silêncio e fala, destruição e preservação. (CHAGAS, 2007, p. 222).

Tomando emprestadas as palavras do fotógrafo brasileiro Sebastião Salgado, reconhecido pelos seus trabalhos incansáveis de cunho social e político de registro das realidades mais cruas de desamparo social em diversos lugares do mundo em seus diferentes contextos, em seu Prefácio de Êxodos, nos diz "minha esperança é que, como indivíduos, como grupos, como sociedades, possamos parar e refletir sobre a condição humana...". E nos convoca: "Mas será que estar informado basta? Será que estamos condenados a ser meros espectadores? Será que temos como interferir no curso dos acontecimentos?" (SALGADO, 2016, p. 15).

Jacques Rancière (2019), em seu livro O Espectador Emancipado, define o que significa a palavra emancipação: "o embaralhamento da fronteira entre os que agem e os que olham, entre indivíduos e membros de um corpo coletivo". Contar histórias obriga a embaralhar fronteiras.

> Dispensar as fantasias do verbo feito carne e do espectador tornado ativo, saber que as palavras são apenas palavras e os espetáculos apenas espetáculos pode ajudar-nos a compreender melhor como as palavras e as imagens, as histórias e as performances podem mudar alguma coisa no mundo em que vivemos.
> (RANCIÈRE, 2019, p. 26).

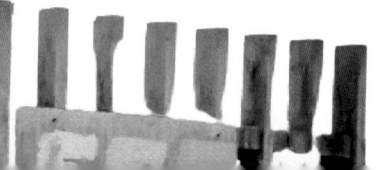

Em "A Clínica Psicanalítica em Face da Dimensão Sociopolítica do Sofrimento" (2018), de Miriam Debieux Rosa, outra leitura realizada no Grupo de Trabalho, a autora nos traz a importância de uma possível construção de um lugar de testemunha, transmissora da cultura, que compõe a trama ficcional pela elaboração não toda do luto impossível de significar, na passagem do trauma em experiência compartilhada. Há na publicização uma aposta de que é possível, no laço, um outro lugar para o sujeito, uma reconstrução da história perdida na memória. Assim como atenta para o fato de que o não dito tem efeitos sobre as gerações que virão, seja em forma de sintomas, angústias ou inibições, ou de repetições em ato, desatualizadas e fora de contexto.

Ailton Krenac (2020), em seu livro "Idéias para adiar o fim do mundo", nos provoca a justamente adiar o fim do mundo contando sempre mais uma história. "Se pudermos fazer isso, estaremos adiando o fim" (KRENAC, 2020, p. 27). O ato, ainda que seja em palavra, como afirma Rosa (2018), é sempre comprometido, uma responsabilidade que deixa sua marca inscrita na cultura.

Sendo, portanto, a dimensão política da memória, o patrimônio cultural no âmbito dos museus, carrega consigo uma responsabilidade imensa em relação às violências e traumas coletivos perpetrados na sociedade. O Grupo de Trabalho Trauma e Memoria , como parte do Museu das Memórias (*In*)Possíveis busca seguir as contribuições importantes de autoras e autores lidos para fundamentar suas ações em práticas antirracistas e decoloniais, assim como sempre se mantendo na ética psicanalítica, tão urgentes no campo museal e patrimonial, que cada vez mais se vê gerindo uma gama de memórias subterrâneas, memórias traumáticas e da dor (MENESES, 2018). Desta forma, o Grupo de Trabalho exerce uma função de formação em memória, patrimônio, cidadania e direitos humanos, tão fundamentais em tempos de constantes ameaças de dissolução da democracia.

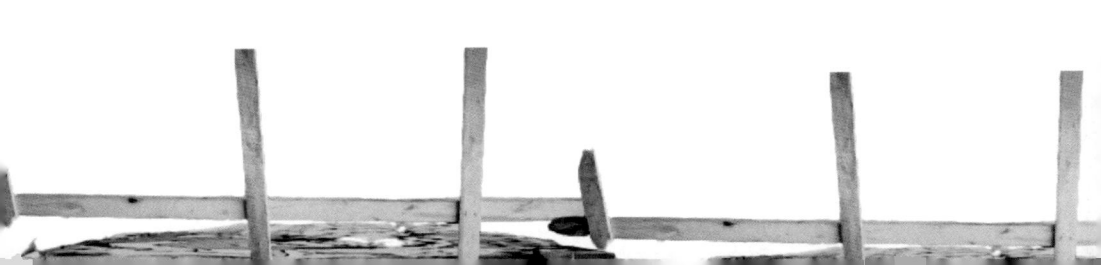

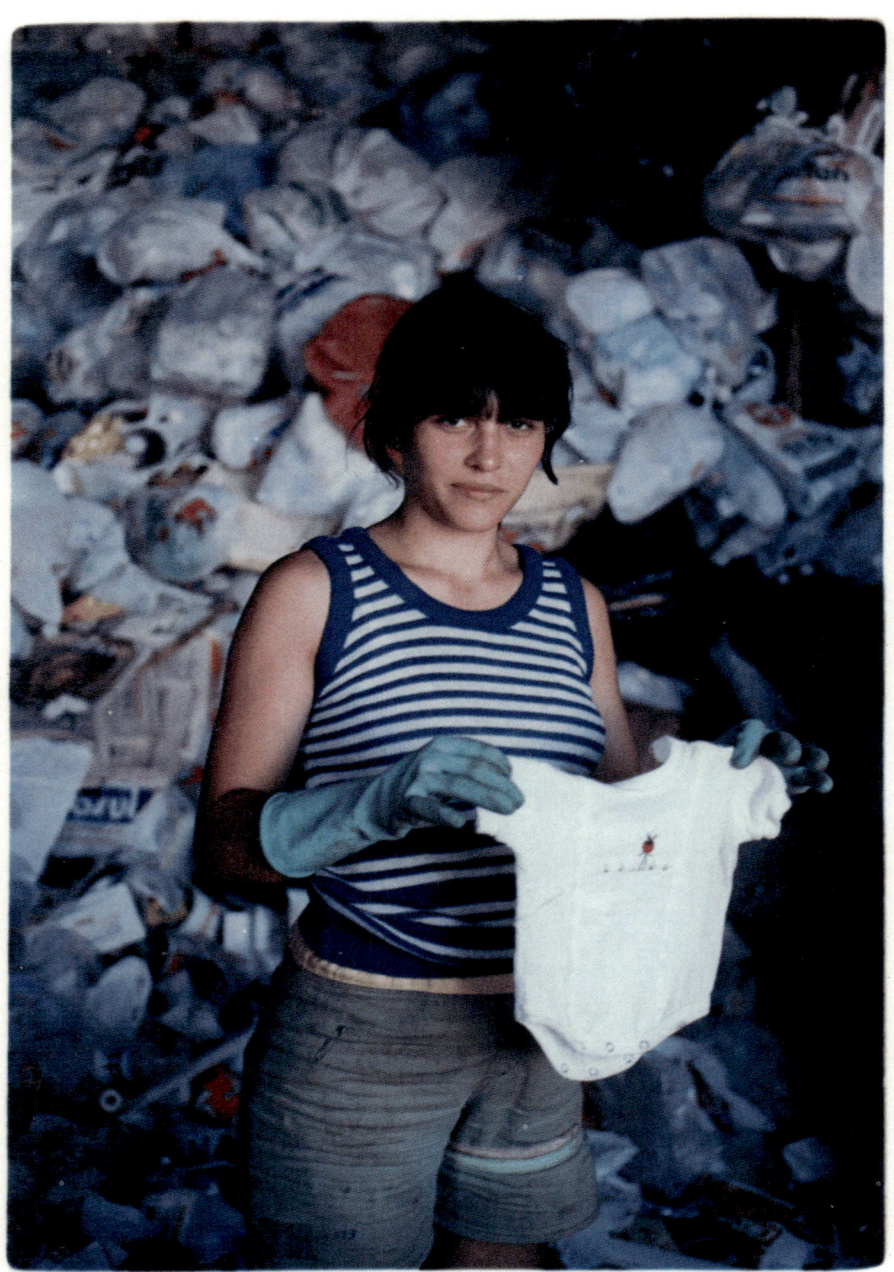

Foto de Achutti